Sexualerziehung

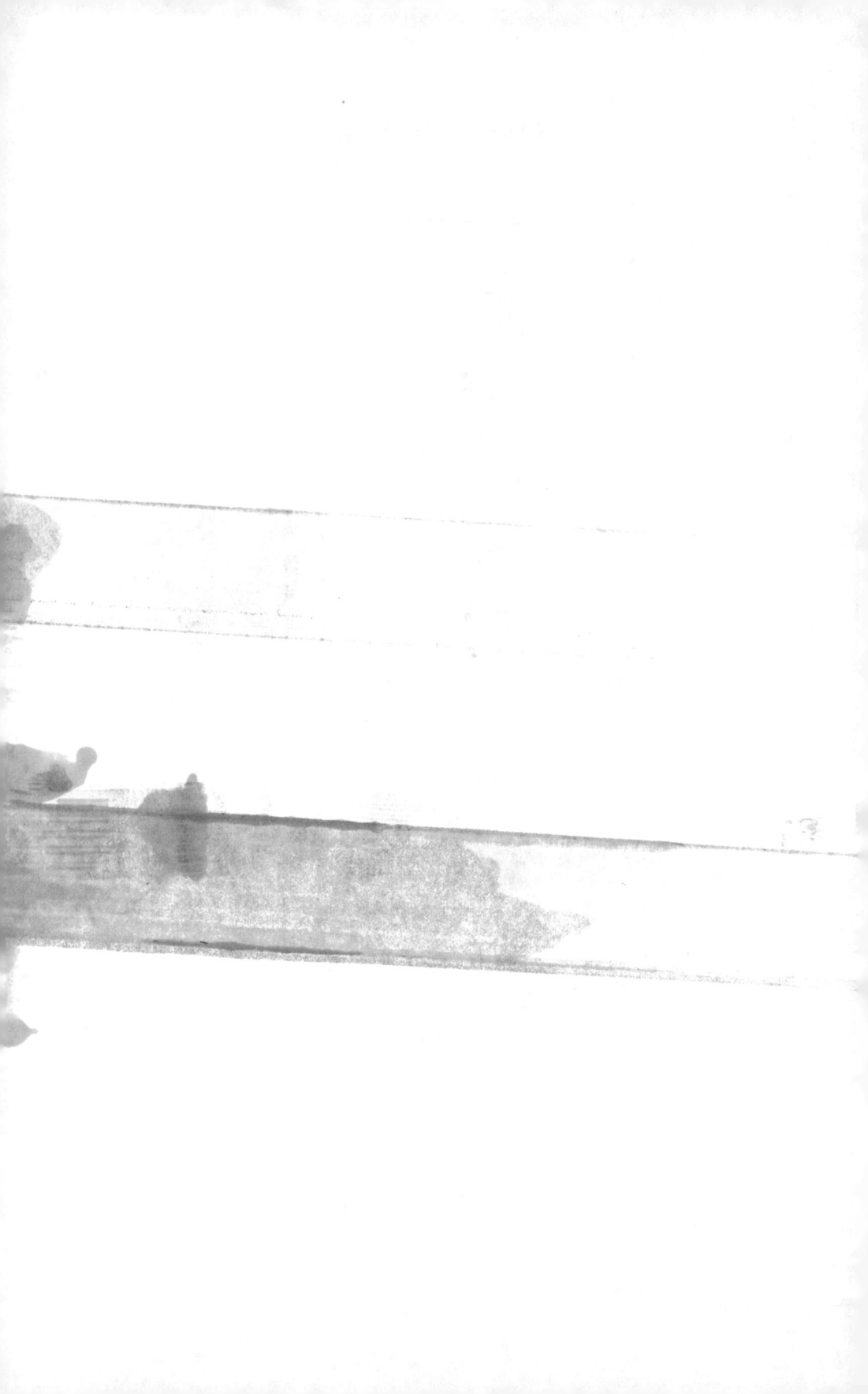

Karla Etschenberg

Sexualerziehung

Kritisch hinterfragt

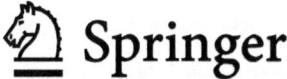

Karla Etschenberg
Köln, Nordrhein-Westfalen, Deutschland

ISBN 978-3-662-58503-0   ISBN 978-3-662-58504-7 (eBook)
https://doi.org/10.1007/978-3-662-58504-7

Die Deutsche Nationalbibliothek verzeichnet diese Publikation in der Deutschen Nationalbibliografie; detaillierte bibliografische Daten sind im Internet über http://dnb.d-nb.de abrufbar.

© Springer-Verlag GmbH Deutschland, ein Teil von Springer Nature 2019
Das Werk einschließlich aller seiner Teile ist urheberrechtlich geschützt. Jede Verwertung, die nicht ausdrücklich vom Urheberrechtsgesetz zugelassen ist, bedarf der vorherigen Zustimmung des Verlags. Das gilt insbesondere für Vervielfältigungen, Bearbeitungen, Übersetzungen, Mikroverfilmungen und die Einspeicherung und Verarbeitung in elektronischen Systemen.
Die Wiedergabe von Gebrauchsnamen, Handelsnamen, Warenbezeichnungen usw. in diesem Werk berechtigt auch ohne besondere Kennzeichnung nicht zu der Annahme, dass solche Namen im Sinne der Warenzeichen- und Markenschutz-Gesetzgebung als frei zu betrachten wären und daher von jedermann benutzt werden dürften.
Der Verlag, die Autoren und die Herausgeber gehen davon aus, dass die Angaben und Informationen in diesem Werk zum Zeitpunkt der Veröffentlichung vollständig und korrekt sind. Weder der Verlag, noch die Autoren oder die Herausgeber übernehmen, ausdrücklich oder implizit, Gewähr für den Inhalt des Werkes, etwaige Fehler oder Äußerungen. Der Verlag bleibt im Hinblick auf geografische Zuordnungen und Gebietsbezeichnungen in veröffentlichten Karten und Institutionsadressen neutral.

https://stock.adobe.com/de/images/stop-before-sex-parenting-danger-concept/166426752

Springer ist ein Imprint der eingetragenen Gesellschaft Springer-Verlag GmbH, DE und ist ein Teil von Springer Nature
Die Anschrift der Gesellschaft ist: Heidelberger Platz 3, 14197 Berlin, Germany

Vorwort

Niemand kann heute noch ernsthaft die Bedeutung von Sexualerziehung in Familie, in Kita und Schule in Zweifel ziehen. Sexualität war schon immer ein zentrales Thema im Leben eines jeden Menschen. Dabei spielt es keine Rolle, ob sich ein Mensch als männlich, weiblich oder irgendwie dazwischen fühlt und ob er seine Sexualität schwerpunktmäßig lebenslang oder zeitweise eher im Kontext mit seiner Fortpflanzung, d. h., seiner potenziellen leiblichen Elternschaft, oder mit Beziehung und Partnerschaft oder mit Lustgewinn oder, oder ... erlebt und wertet.

Schon immer gab es auch einen öffentlich-gesellschaftlichen Umgang mit Sexualität, der von religiösen oder politischen oder wirtschaftlichen Motiven oder anderen Interessen geprägt war und ist. Relativ neu ist, dass der öffentlich-gesellschaftliche Umgang mit Sexualität immer unverhohlener in Erscheinung tritt und über die Medien immer mehr Einfluss auf jeden einzelnen bekommt, und zwar von klein auf. Ohne Sexualerziehung wären Kinder diesem Einfluss orientierungslos ausgeliefert. Besondere Bedeutung kommt der Sexualaufklärung zu, die einen sexualfreundlichen und zugleich „vernünftigen" und verantwortungsbewussten persönlichen Umgang mit Sexualität ermöglichen soll und Grundlage einer lebenslang sich weiter entwickelnden Sexualbildung sein kann.

Warum richte ich mich also nicht einfach mit einem Appell für Sexualerziehung an Eltern, LehrerInnen und ErzieherInnen? Dazu gäbe es genug zeitgemäße Argumente. Stattdessen wird hier Sexualerziehung kritisch hinterfragt. Das liegt daran, dass ich bewusst machen möchte:

1. Sexualerziehung ist ein uneindeutiger Begriff, hinter dem sich sehr Verschiedenes an Zielen, Inhalten und Methoden verbergen kann. Die Transparenz fehlt.
2. Sexualität wird immer unverhohlener für wirtschaftliche Zwecke instrumentalisiert.
3. Aktuelle sexualpädagogische Konzepte ähneln in vielen Merkmalen den überwunden geglaubten religiös begründeten Konzepten mit ihren unbewiesenen dogmatischen „Glaubenssätzen" und der Ignoranz gegenüber biologischen Gegebenheiten.
4. Wissenschaftlich nicht gesicherte Sichtweisen von kindlicher Sexualität werden der Arbeit in Kitas zugrunde gelegt.
5. Kinder und Jugendliche brauchen „Pornokompetenz", damit sie sich selbst vor dem Einfluss von Pornografie schützen, da der gesetzlich vorgesehene Schutz von verantwortlichen Entscheidungsträgern nicht ernst genommen wird bzw. nicht funktioniert und die Auswirkungen von Pornos auf das Sexualverhalten Jugendlicher vereinzelt sogar bagatellisiert werden. Hier besteht konzeptioneller Nachholbedarf.

Ich komme zu dem Schluss, dass moderne Sexualpädagogik und daraus hergeleitete (z. T. staatlich unterstützte) Sexualerziehung in Kitas und Schulen die aktuellen Strömungen des gesellschaftlich-öffentlichen Umgangs mit Sexualität pädagogisch legitimiert. Dabei wird der Sexualisierung von Kindern Vorschub geleistet ohne Berücksichtigung bzw. argumentativ überzeugende Diskussion möglicher Langzeiteffekte und Auswirkungen auf deren Schutz vor sexuellem Missbrauch.

Es ist meine persönliche Überzeugung, dass die hier aus unterschiedlichen Blickwinkeln kritisch analysierte „moderne" proaktiv sexualisierende Sexualerziehung keinen nachgewiesenen oder nachweisbaren Beitrag zu einem zufriedenstellenden Sexualleben leistet, sondern lediglich den „Mainstream" mit für Kinder – aus meiner Sicht – gefährlichen Effekten unterstützt, statt ein eigenes „zeitgemäß emanzipatorisches" Konzept zu entwickeln, das nicht verdächtigt werden kann, irgendwelche Interessen derzeit Erwachsener zu bedienen.

Köln   Karla Etschenberg
im Dezember 2018

Inhaltsverzeichnis

1 Sexualerziehung von A wie Aufklärung bis S wie Sexualisation   1
- 1.1 Lohnt es sich, bei all den Benennungen, die dem Begriff Sexualerziehung ähneln, näher hinzuschauen?   1
- 1.2 Warum kann sehr Unterschiedliches gemeint sein, wenn Sexualerziehung „dran ist"?   3
- 1.3 Was ist beim Thema Sexualität anders als bei sonstigen humanbiologischen Themen?   5
- 1.4 Sexualaufklärung so oder so?   8
- 1.5 Sexualkunde – mehr oder weniger als Sexualaufklärung?   22
- 1.6 Wo liegt der Schwerpunkt bei „Erziehung"?   24
- 1.7 Sexualpädagogik: Theorie oder Praxis, und in wessen Auftrag?   29
- 1.8 Was ist das Besondere an einer Sexualaufklärung und Sexualerziehung, die als Sexualisation eingebettet ist in moderne Sexualpädagogik?   33
- 1.9 Warum ist Sexualerziehung so schwer zu durchschauen?   39
- Literatur   41

2 Sex sells – und Sexualpädagogik wird zur Gedeihhilfe für die Chimäre zwischen goldenem Kalb und Goldesel — 43

- 2.1 Was haben Wirtschaftsinteressen mit Sexualerziehung zu tun? — 43
- 2.2 Warum der Rückgriff auf zwei symbolträchtige Fabelwesen? — 45
- 2.3 Sex – welche Wortbedeutung ist hier gemeint? — 47
- 2.4 Warum kann man mit dem Thema Sex Geschäfte machen? — 48
- 2.5 Wie kann „Sex sells" langfristig funktionieren? — 49
- 2.6 Welche Strategie wirkt gegen den Abstumpfungseffekt? — 51
- 2.7 Welche Strategie steigert die Akzeptanz? — 54
- 2.8 Welche Bedeutung kommt der Sexualerziehung zu? — 60
- 2.9 Wie sehen die Auswirkungen auf das Marktsegment „Sex und Kinder" aus? — 71
- 2.10 Und was haben die Sexualpädagogen von ihrer Sexualpädagogik? — 75
- 2.11 Was können Eltern tun? — 77
- Literatur — 79

3 Sexualpädagogik: vom Regen in die Traufe? — 81

- 3.1 Wie kommt man zu so einer Frage? — 81
- 3.2 Wie sah und sieht der „Regen" aus? — 84
- 3.3 Gehört jede Sexualpädagogik in die Kategorie Regen oder Traufe? — 92
- 3.4 Welche Sexualpädagogik und Sexualerziehung legen den Vergleich mit einer „Traufe" nahe? — 96
- 3.5 Wie ist das Verhältnis der Sexualpädagogik zur Biologie? — 110
- 3.6 Sexualpädagogik und -erziehung ohne Regen und Traufe – gibt es sie? — 119
- Literatur — 123

4 Sex in der Kita – was wissen wir über Kinder „sexualität" und welche Folgerungen sind daraus zu ziehen? 127

- 4.1 Braucht man Sexualpädagogik bzw. Sexualerziehung in der Kita? 127
- 4.2 Wie sexuell ist das „Sexualverhalten" von Kindern? 128
- 4.3 Wie verbreitet sind „sexuelle" Verhaltensweisen bei Kindern? 129
- 4.4 Woher stammen die gängigen Interpretationsmuster zur kindlichen „Sexualität"? 132
- 4.5 Welche Konsequenzen lassen sich aus den „infantilsexuellen" Entwicklungsphasen und anderen theoretischen Ansätzen herleiten? 138
- 4.6 Welche Rolle kann eine wissenschaftlich fundierte Theorie zur Kindersexualität heute in der Sexualerziehung spielen? 140
- Literatur 144

5 Pornos – die (un)heimlichen Miterzieher 147

- 5.1 Warum brauchen Kinder und Jugendliche Pornokompetenz? 147
- 5.2 Was ist das Besondere an Pornos im Internet? 149
- 5.3 Was können Kinder aus pornografischen Darstellungen lernen? 151
- 5.4 Was ist zu tun? 158
- 5.5 Hängt Sexting mit Pornos zusammen? 165
- 5.6 Was ist sonst noch zu sagen? 167
- Literatur 169

Sachverzeichnis 171

1

Sexualerziehung von A wie Aufklärung bis S wie Sexualisation

Was kann gemeint sein?

1.1 Lohnt es sich, bei all den Benennungen, die dem Begriff Sexualerziehung ähneln, näher hinzuschauen?

Gemeinsamer Nenner, verschiedene Benennungen, verschiedene Konzepte

Zur Sexualerziehung gibt es eine Reihe ähnlicher Begriffe, und man fragt sich, ob mit diesen Begriffen Unterschiedliches oder inhaltlich weitgehend Gleiches gemeint ist: Sexualkunde, Sexualaufklärung, Geschlechtserziehung, Geschlechtererziehung, Familienerziehung, sexuelle Sozialisation, Sexualpädagogik, Sexualisation, sexuelle Bildung, Sexualbildung – eine beachtliche Liste!

Sachliches, rational nachvollziehbares Denken, miteinander Reden und konsensuelles Handeln basieren auf Begriffen, über deren Bedeutung sich zumindest diejenigen, die sich mit dem gleichen Gegenstand befassen, einig sein sollten. Rund um die Sexualerziehung gibt es viele Begriffe, aber Einigkeit über deren Bedeutung scheint es noch nicht zu geben. In manchen Quellen werden die Begriffe sogar bewusst vernebelt. Hier wird nun der Versuch gemacht, die Begriffe differenziert zu betrachten und vor allem für interessierte Eltern zu beschreiben, was gemeint sein kann, wenn sie dem einen oder anderen Begriff in der institutionalisierten Sexualerziehung (Kita/Schule) begegnen, der sich ihre Kinder nicht entziehen können.

Diese „differenzierte Betrachtung" versteht sich als Diskussionsbeitrag und nicht als Darstellung und Aneinanderreihung von allgemeingültigen Definitionen.

Sexualerziehung und alle anderen Begriffe haben einen gemeinsamen Nenner: Es geht um die gezielte Beeinflussung von Kindern als Menschen mit Sexualorganen und mit der Möglichkeit, diese zum Lustgewinn und zum Kinderkriegen zu nutzen. Außerdem macht das Verhalten von Kindern mit zunehmendem Alter den Eindruck, dass es irgendwie mit ihrem Geschlecht zusammenhängt. Auch darauf wird Einfluss genommen. Dabei teilt man Menschen – analog zu Tieren – in weibliche und männliche Wesen ein in Abhängigkeit davon, welche Rolle sie bei der Fortpflanzung spielen können: als leiblicher Vater oder als leibliche Mutter.

Schwerpunkt der Diskussion relevanter Begriffe rund um die Sexualerziehung ist schulische Sexualerziehung, um die es nach der umstrittenen Einführung 1968 jahrelang ziemlich still geworden war.

> **Frage**
> Warum gibt es wieder Diskussionen über Sexualerziehung in der Schule?

Erst in letzter Zeit gibt es wieder aufgeregte Diskussionen, und es werden Vorwürfe erhoben, in denen von Sexualisierung und sogar von staatlich gebilligter Frühsexualisierung die Rede ist. Der Vorwurf trifft Lehrer und Lehrerinnen in den Fächern Sachkunde (Primarschule) und Biologie (Sekundarstufe) besonders, weil in diesen beiden Fächern (außer im Religionsunterricht) in der Regel die meisten Unterrichtsangebote zum Thema gemacht werden.

Und was wäre eigentlich kritikwürdig an „Sexualisierung", wenn sie denn im Rahmen von Sexualerziehung stattfindet bzw. stattfinden soll? Werden da traditionelle sexualfeindliche Vorbehalte aktualisiert oder gar ein Bild vom Kind, das mit dem Thema Sex nicht behelligt werden soll?

Ich glaube, es lohnt sich näher hinzuschauen; denn die Namen stehen zum Teil für unterschiedliche Konzepte, die nicht nur für pädagogische Fachkräfte in Kita und Schule, sondern auch für Eltern interessant sind.

1.2 Warum kann sehr Unterschiedliches gemeint sein, wenn Sexualerziehung „dran ist"?

Sexualerziehung am Beispiel „Monatsblutung"

Tatsächlich ist es so, dass man menschliche Sexualität unter sehr unterschiedlichen Blickwinkeln und Zielrichtungen thematisieren und methodisch angehen kann.

Beim Beispiel „Monatsblutung" kann man den Schwerpunkt und die damit verbundenen Lernziele bzw. Kompetenzen sehen in einem Wissenszuwachs über die Bedeutung von weiblichen Hormonen beim geschlechtsreif Werden (Pubertät) und bei der Fortpflanzungsfähigkeit bis zu den Wechseljahren, man kann die modernen Möglichkeiten der Beeinflussung (Verhinderung oder Provokation von Eisprüngen, „Antibaby-Pille") in den Vordergrund stellen und dabei medizinische und ethische Aspekte erörtern, man kann Monatszyklus und Menstruation als Teil der persönlichen „frauenspezifischen" Lebensgestaltung (Libido, Hygiene, Sport, Partnerschaft, Emanzipation) erzieherisch beeinflussen wollen, einschließlich der Auseinandersetzung mit Werbestrategien interessierter Firmen, man kann … usw. (Abb. 1.1). Je nach Akzentuierung und dem damit verbundenen Methodeneinsatz wird der Unterricht vorrangig ein Beitrag zu der einen oder anderen Variante von Sexualerziehung.

Machen wir es konkret: Ein 12-jähriges Kind wird von den Eltern gefragt: „Was war heute im Unterricht besonders interessant?" Antwort: „Heute war Sexualerziehung dran. Wir haben über die Monatsblutung gesprochen". Die Eltern sind zufrieden – solche Themen hätten sie früher auch gerne im Unterricht behandelt. Was sie aber in der Regel nicht durchschauen, ist die Variationsbreite, mit der ein Thema in der Sexualerziehung „drankommen"

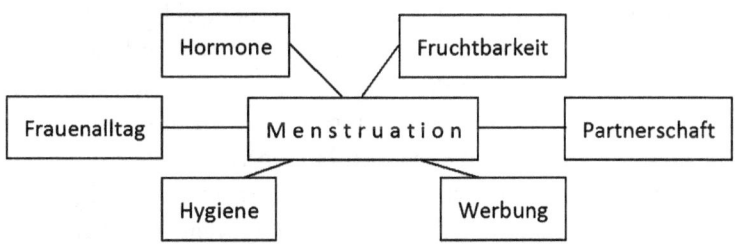

Abb. 1.1 Menstruation – ein mehrperspektivisches Thema. (Mit freundlicher Genehmigung von © K. Etschenberg 2019. All Rights Reserved)

kann – außer sie würden konkret nachfragen, was die Kinder „gemacht" haben. Die Antworten können sehr unterschiedlich ausfallen:

> **Frage**
> Welche Variationsbreite gibt es bei schulischer Sexualerziehung?

Bei einer mehr inhaltlich-sachlichen Schwerpunktsetzung kommen Folien und Filme und ggf. Internetseiten zum Einsatz, Benennungen und funktionale Zusammenhänge von Eisprung und Monatsblutung (Menstruationszyklus) werden besprochen und verschriftlicht. Ergänzend werden Hygienemaßnahmen erklärt und evtl. auch durch Binden und Tampons veranschaulicht und deren Verwendung an einem Modell demonstriert. Tipps zur Linderung von Bauchschmerzen oder für den Umgang mit dem prämenstruellen Syndrom (typische Befindlichkeitsschwankungen kurz vor Einsetzen der Blutung) runden das Lernangebot ab. Jungen werden einbezogen, weil sie sonst in der Partnerschaft manchen Verhaltensweisen einer Partnerin gegenüber verständnis- und ratlos sein können. Hier kann eine Bildergeschichte oder ein Rollenspiel gute Dienste leisten, z. B. „Nina will nicht mit zum Tennistraining. Der Partner/die Clique ist sauer". Über die humanbiologischen, gesundheitserzieherischen und partnerschaftsbezogenen Aspekte hinaus ist es sinnvoll, Werbestrategien für das eine oder andere Hygienemittel zu analysieren, die Geschichte der Monatshygiene und die Bedeutung moderner Hilfsmittel für die Emanzipation der Frau anzusprechen und dabei auch damit zusammenhängende Verhaltenserwartungen an Mädchen und Frauen in der Werbung und kulturell/religiös begründete Vorbehalte gegenüber einer frühzeitigen Tamponbenutzung zu diskutieren (Sorge um das „Jungfernhäutchen").

Ein anderer Ansatz liegt vor, wenn nach eigenen Erfahrungen der Kinder mit dem Thema Monatsblutung gefragt wird und sie dabei auch Intimes über sich (z. B. Angst vor dem Erwachsenwerden, eklige Erfahrungen mit Blut) oder aus der eigenen Familie vortragen können und sollen (z. B. fehlende oder „merkwürdige" Aufklärungsversuche durch die Eltern, Wechseljahrbeschwerden der Mutter oder Umgang der Familie mit Geboten im Islam für menstruierende Mädchen und Frauen).

Eine noch etwas andere Art des Vorgehens spricht aus folgendem Input für die Kleingruppenarbeit mit 12-Jährigen („eventuell früher"), der bei Tuider et al. (2012, S. 175) vorgeschlagen wird: „Cem und Jasmina liegen auf der Couch und schmusen. Sie wollen miteinander schlafen. Cem bemerkt beim Fingern, dass Jasmina ihre Menstruation hat."

Bei älteren SchülerInnen soll nach diesem Konzept die Menstruation u. a. im Kontext mit Gruppensex angesprochen werden (S. 174).

Zum Vergleich: Im Rollenspiel „Nina will nicht mit zum Tennistraining" werden Sachfragen zur Monatsblutung und ein fairer Umgang mit den damit verbundenen körperlichen Einschränkungen seitens eines Partners oder einer Clique zur Sprache kommen. Bei „Cem und Jasmina" wird demgegenüber die Monatsblutung zum Thema bei einer sexuellen Handlung, die für Kinder (Geschlechtsverkehr mit Vorspiel) bzw. für Jugendliche (Gruppensex) unhinterfragt dargestellt wird. Dieser Kontext lenkt das Interesse der Jungen und Mädchen zwar auch auf das Thema Menstruation, aber vorrangig wird die Fantasie angeregt, sich sexuelle Handlungen vorzustellen bzw. sich in die sexuell aktiven Jungen und Mädchen hineinzudenken. Zudem machen sie die Erfahrung, dass man sich offenbar nicht von Vornherein gegen „Fingern" oder Gruppensex während der Monatsblutung zu wehren braucht. Das Lernangebot beinhaltet also Anderes als die vorher genannten Vorgehensweisen.

Was und wie genau also der Unterricht zum Thema Monatsblutung abgelaufen ist, was bei dem eigenen Kind an Lernzuwachs oder an Fragen und Irritationen ausgelöst worden ist und welche Nachwirkungen das evtl. vom eigenen Kind Gesagte in der Gruppe und deren Elternhäusern haben wird, lässt sich aus der Aussage „Heute war Sexualerziehung dran" nicht ablesen.

1.3 Was ist beim Thema Sexualität anders als bei sonstigen humanbiologischen Themen?

Das Besondere am Thema Sexualität

Gleich vorab sei betont, dass Sexualität natürlich nicht nur ein humanbiologisches Thema ist, aber im Schulalltag ist es in der Regel vor allem ein humanbiologisches Thema, auch wenn andere Aspekte – u. a. psychische, emotionale, soziale und kulturelle – entweder mit aufgegriffen oder sogar eigens thematisiert werden.

Das Beispiel Menstruation macht deutlich, dass sich auf Sexualität bezogene Themen von anderen humanbiologischen Sachverhalten, die Kinder und Jugendliche „am eigenen Leib" zu spüren bekommen, wie z. B. Ernährung oder Sinnesleistungen, unterscheiden. Beim Besprechen des

Auges scheint es selbstverständlich zu fragen: „Welche Erfahrung macht ihr, wenn ihr aus einem hellen in einen dunklen Raum tretet?" Optimal ist ein kleines „ich-nahes" Experiment zu dieser Frage im Unterricht. Erfahrungen von Familienangehörigen mit Altersweitsichtigkeit oder grauem Star können problemlos in den Unterricht integriert werden. Eine rein „sachbezogene" Information ohne Verknüpfung mit den Körpern der Schüler und ihren Erfahrungen kann man zu Recht als methodisch unangemessen kritisieren.

> **Frage**
> Wie sehen Besonderheiten beim Thema Sexualität aus?

Soll man bei der Besprechung der Menstruation oder – um ein anderes Beispiel zu nennen – der männlichen Geschlechtsorgane die Lerngruppe nach persönlichen Erfahrungen fragen oder diese im Unterricht vermitteln? Die Demonstration und Handhabung von Gegenständen zur Monatshygiene entspricht einem kleinen Experiment zu den Sinnesorganen. Aber dürfte man das beschnittene Glied eines Mitschülers im Unterricht zeigen oder eine Erektion provozieren lassen, um darüber authentisch sprechen zu können? Was würde ein Vater sagen, wenn das Kind in der Schule davon erzählen würde, wie es bei ihm unter der Dusche eine Erektion beobachtet hat?

Die Maßstäbe für das, was in der Sexualerziehung inhaltlich und methodisch „zulässig" ist, verändern sich. Wer hätte es vor 30 Jahren für möglich gehalten und gutgeheißen, Original-Kondome im Unterricht zu zeigen und Jugendliche in die Handhabung einzuweisen? Heute ist das eine Selbstverständlichkeit, weil Kondome als unverzichtbarer Hygieneartikel zum Infektionsschutz und als Verhütungsmittel auch für sexuell aktive Jugendliche gelten. Nur über die Art und Weise, wie methodisch vorgegangen wird, lässt sich noch streiten. Schon die unhinterfragte Nutzung des mehrdeutigen Werbeslogans der Bundeszentrale für gesundheitliche Aufklärung (BZgA) „Mach's mit!" (Beispiel Abb. 1.2) im Unterricht kann Anlass zur Diskussion sein und Kritik herausfordern. Würde es heißen „Wenn, dann mit!", käme nicht der Eindruck einer „Anmache" zum Mitmachen beim Geschlechtsverkehr (z. B. bei einem Quickie) auf, die ja eigentlich nicht Aufgabe des Staates bzw. des Unterrichts ist, sondern nur die Botschaft, man solle beim Geschlechtsverkehr ggf. Kondome benutzen.

Auch der Einsatz von Gurken und Bananen oder von großen Holzpenissen zur Veranschaulichung ist mit Blick auf noch nicht ausgewachsene Jugendliche problematisch. Es gibt auch kleinere Modelle (Abb. 1.3), an

1 Sexualerziehung von A wie Aufklärung bis S wie Sexualisation

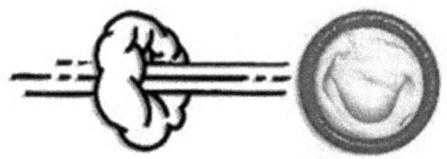

Abb. 1.2 Werbung für Kondombenutzung (oder auch für Quickies?). (Öffentlich zugängliches Plakat der BZgA)

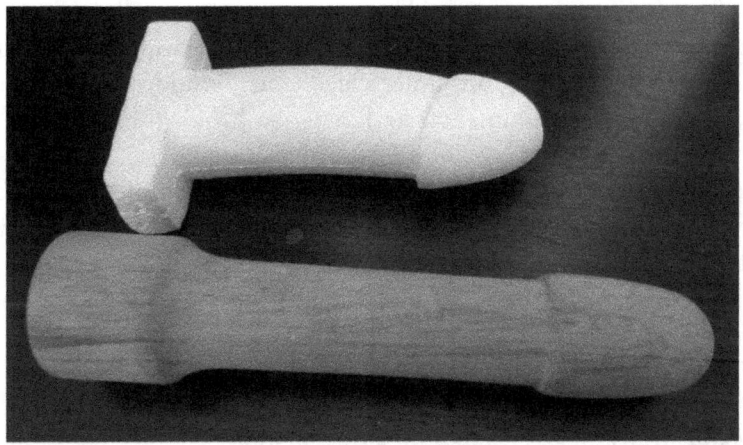

Abb. 1.3 Alternative Modelle zur Kondomdemonstration. (Mit freundlicher Genehmigung von © K. Etschenberg 2019. All Rights Reserved)

denen – weniger normierend für Jungen und weniger beängstigend für Mädchen – demonstriert werden kann.

Methodische Einzelmaßnahmen (insbesondere Medien) sind also oft ausschlaggebend für das, was bei einer Maßnahme zur Sexualerziehung bei Schülern und Schülerinnen „hängen bleibt". Deshalb sollen Medien zur Sexualerziehung im Unterricht Eltern in einem vorab informierenden Elternabend vorgestellt werden – eine Bestimmung in Richtlinien zur Sexualerziehung, gegen die oft verstoßen wird.

Und wer hätte es vor wenigen Jahren vorausgesehen, dass im Unterricht vorbehaltlos über homo- und bisexuelles Verhalten und Lebensweisen informiert werden soll, so wie in aktuellen Bildungsplänen einiger Bundesländer gefordert? Auch hier drehen sich die Diskussionen in vielen Fällen nicht um die Ziele und Inhalte, sondern vor allem um die Herangehensweisen, die Methoden, die sich je nach Deutung des mit „Sexualerziehung" Gemeinten sehr voneinander unterscheiden.

Die Auseinandersetzung mit den unterschiedlichen Begriffen und den damit verbundenen inhaltlichen und methodischen Alternativen erscheint also bei der Sexualerziehung – im Gegensatz zu anderen Themen – erforderlich, weil im Nachgang zu konkreten Maßnahmen in der Schule Irritationen aufkommen können. So kann man einen fachlich-humanbiologisch ausgerichteten Sexualkundeunterricht mit schulischer Sexualerziehung meinen oder aber einen Workshop, in dem Schüler und Schülerinnen sich als „Pizzabäcker" oder beim „Klebetanz" körperlich nahe kommen (Staeck 2002, S. 82/83) oder sogar gemeinsam „einen neuen Puff für alle" (Tuider et al. 2012, S. 75) mit passender Werbung konzipieren sollen. Trotz einvernehmlicher Zustimmung zur Sexualerziehung in der Schule kann dann eine unterrichtliche Maßnahme aus unterschiedlichen Gründen den enttäuschten oder auch empörten Kommentar auslösen: „So habe ich mir das aber nicht vorgestellt…".

Die Entwicklung schulischer Sexualerziehung wird in die eine oder andere Richtung weitergehen, und keiner kann heute sagen, was morgen üblich sein wird – nur die Analyse hat Bestand, nicht die Bewertung.

1.4 Sexualaufklärung so oder so?

Sexualaufklärung im engeren und im weiteren Sinne

Aufklärung bringt Klarheit in etwas Ungeklärtes und beseitigt Unwissenheit, ist also ein Lernangebot in der kognitiven Dimension, das in der Sexualerziehung eine spezielle Bedeutung hat. Aufklärung erfährt ein Kind oft „ohne Worte", wenn es z. B. am Strand unbekleidete männliche und weibliche Menschen vergleichen kann oder beobachtet, wie eine Katze Junge auf die Welt bringt. In Schule und Kita erfolgt Sexualaufklärung meist verbal bzw. von didaktisch aufbereiteten Medien (Abbildungen, Filmen, Modellen) unterstützt.

Unbestritten ist, dass Aufklärung über den Zuwachs an Wissen hinaus Auswirkungen auf Fühlen und Wollen hat und deshalb – bis auf wenige Ausnahmen – immer auch erzieherisch wirksam werden kann: Egal wo und in welchem Fach das Thema Sexualität angesprochen wird: Immer ist damit zu rechnen, dass die Unterrichtsinhalte – selbst wenn sie rein sachlich-informativ dargeboten werden – erzieherische Impulse in der emotionalen und motivationalen Dimension setzen. Informationen zum Thema Sexualität können erleichtern oder belasten, Vorfreude wecken oder zerstören, Angst auslösen oder mindern, Hoffnungen unterstützen oder enttäuschen, zum gesundheitlichen Selbstschutz motivieren oder Gleichgültigkeit legitimieren, Mut machen oder entmutigen, ermuntern oder abschrecken, Werturteile initiieren oder boykottieren, Vorurteile aufheben oder untermauern usw. Über diese Wirkungen hat die Lehrperson oder die pädagogische Fachkraft in der Kita keine Kontrolle, aber es gibt diese „erzieherischen" Wirkungen, auch wenn „nur" Aufklärung geplant ist. Nicht zu unterschätzen sind die Wirkungen, die von der Art und Weise ausgehen, wie und mit welcher Körpersprache über Sexualität gesprochen wird.

1.4.1 Aufklärung im engeren Sinne

Frage

„Wie sag ich's meinem Kinde?"

„Ist das Kind schon aufgeklärt?" ist die Frage danach, ob ein Kind schon weiß, woher die Babys kommen (Mutterschaft) und wie sie entstehen (Vaterschaft). Meist erfährt das Kind bei dieser „Aufklärung" auch erstmalig etwas über die Geschlechtsorgane und deren Funktionen. Dazu wurden bis in die Nachkriegsjahre „Aufklärungsgespräche" geführt, oft seitens der Eltern feierlich angekündigt. Dem Kind oder dem Jugendlichen wurde gesagt, dass etwas Wichtiges zu besprechen sei, nachdem Vater oder Mutter – meist aber die Mutter – lange darüber nachgedacht hatte: „Wie sag ich's meinem Kinde?" Bei älteren Jungen kam es mitunter zu einem Gespräch „von Mann zu Mann" mit dem Vater. Dabei wurden oft metaphernreiche und nebulöse Umschreibungen verwendet. Eine umrahmende Einbettung bildeten bei solchen Gesprächen oftmals die Begriffe Liebe, Ehe, Verantwortung und viel Moral.

Solche Aufklärungsgespräche kamen aber oft zu spät, weil schon ein anderes – bereits irgendwie aufgeklärtes – Kind die Rolle des Aufklärers übernommen hatte und ohne langes Zögern mit einfachen und oft „unfeinen" Worten beschrieben hatte, was Sache ist. Wortlaut einer sogenannten Straßenaufklärung (persönliche Mitteilung): „Der Mann steckt seinen Pimmel unten in den Bauch der Frau. Da kommt dann Samen raus wie so eine Art

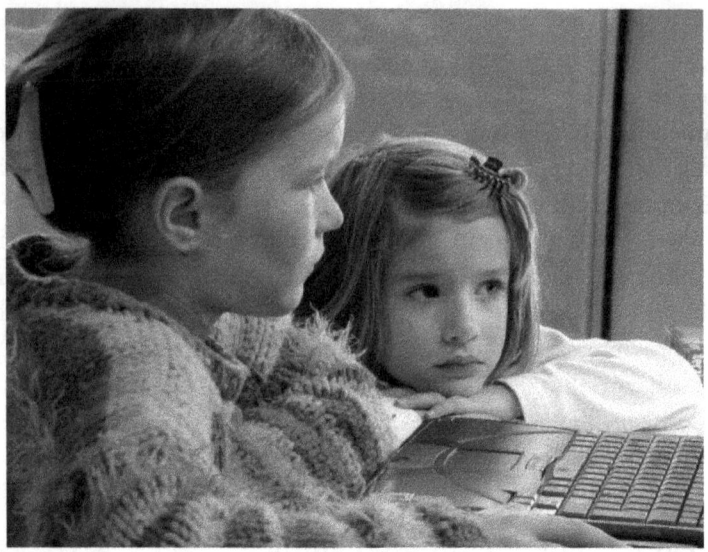

Abb. 1.4 Kinder am Laptop – „Straßenaufklärung" heute übers Internet? (© Rainer Sturm/pixelio.de)

Joghurt und ein Kind wird gemacht. Man nennt das ficken." Hatten Kinder zu Hause oder aus der Leihbücherei ein Lexikon (z. B. den *Großen Brockhaus*) zur Verfügung, konnten sie sich mühsam zu weiteren Informationen durcharbeiten.

Heute gibt es „Straßenaufklärung" immer noch, sie findet aber vor allem mithilfe öffentlich zugänglicher Medien, insbesondere des Internets statt (Abb. 1.4). Eltern und Lehrer empfinden diese Art der Aufklärung – wenn sie seriös dargeboten wird – zum Teil als Entlastung, weil sie daran anknüpfen können, zum Teil aber auch als Erschwernis, weil sie bei eigenen Aufklärungsbemühungen mitunter wirre Vorstellungen über Sexualität korrigieren müssen und den Eindruck haben, dass über die Medien vieles zu früh an Kinder herangetragen wird, bei dessen Verarbeitung Kinder allein gelassen werden (Abschn. 2.9).

Aufklärungsangebote für Kinder – nicht immer hilfreich

> **Frage**
> Ist das die Wahrheit?

1 Sexualerziehung von A wie Aufklärung bis S wie Sexualisation

Bücher, die Eltern die Aufklärungsarbeit bezüglich Kinderkriegen und -zeugen bei ihren Kindern abnehmen sollen, gibt es schon lange. So erzählte z. B. ein Buch aus dem Jahr 1918 mit Hilfe von Scherenschnitten und blumig formulierten Gedichten, in denen weder Geschlechtsorgane noch Geschlechtsverkehr vorkamen, von der Entstehung und Ankunft eines Babys (Neidhart 1918) (Abb. 1.5). Die Ausgangssituation: Ein kleiner Junge wünscht sich ein Geschwisterchen. Die Mutter sagt ihm, was zu tun ist:

Hintergrundinformationen
„Und des Buben Mutter spricht:
    Hans, mein Kind, gib acht,
    Frag' den lieben Herrgott schlicht,
    Der die Welt gemacht,
    Ob er uns nicht schenken will
    Ein klein' Menschlein zart
    Und dann wartest zu ganz still,
    Bis er „ja" gesagt. ...
    Bitt' ihn heut' beim Schlafengeh'n
    Lieb und frohgemut, –
    Und dann wollen wir mal seh'n,
    Was der Herrgott tut."

Der Vater führt die Aufklärung später dann zu Ende in folgenden Versen:

Hintergrundinformationen
„Mutter trägt es in ihrem Schoß,
    Bis ihr Kindchen gekräftigt und groß.
    Dann kommt der Herrgott ganz still in das Haus
    Nimmt es aus Mütterleins Herz heraus,
    Legt es ins Bettchen ganz leis' bei der Nacht
    Das ihm die Mutter schon fertig gemacht."

Immerhin verspricht das Buch im Geleitwort „die schlichte Wahrheit" für ein Kind, das „das Märchen vom Storch beiseite tat". Wer weiß, was sich ein derart „aufgeklärtes" Kind anschließend über die Rolle des Herrgotts beim Kinderkriegen zusammen phantasierte.

Ärzte zu Beginn des vorigen Jahrhunderts gingen das Thema schon etwas anders an. So behauptet z. B. August Forel: „Die Eltern sind sich leider selten der Tragweite ihrer Unterlassungssünde bewusst, wenn sie ihre Kinder mit Ausflüchten, Ausreden und Lügen über ihre naiven Fragen bezüglich sexueller Dinge abspeisen" (1917, S. 545 f.) – ein Satz zum Thema Sexualaufklärung, der nach wie vor Gültigkeit hat. Max Hodann veröffentlichte

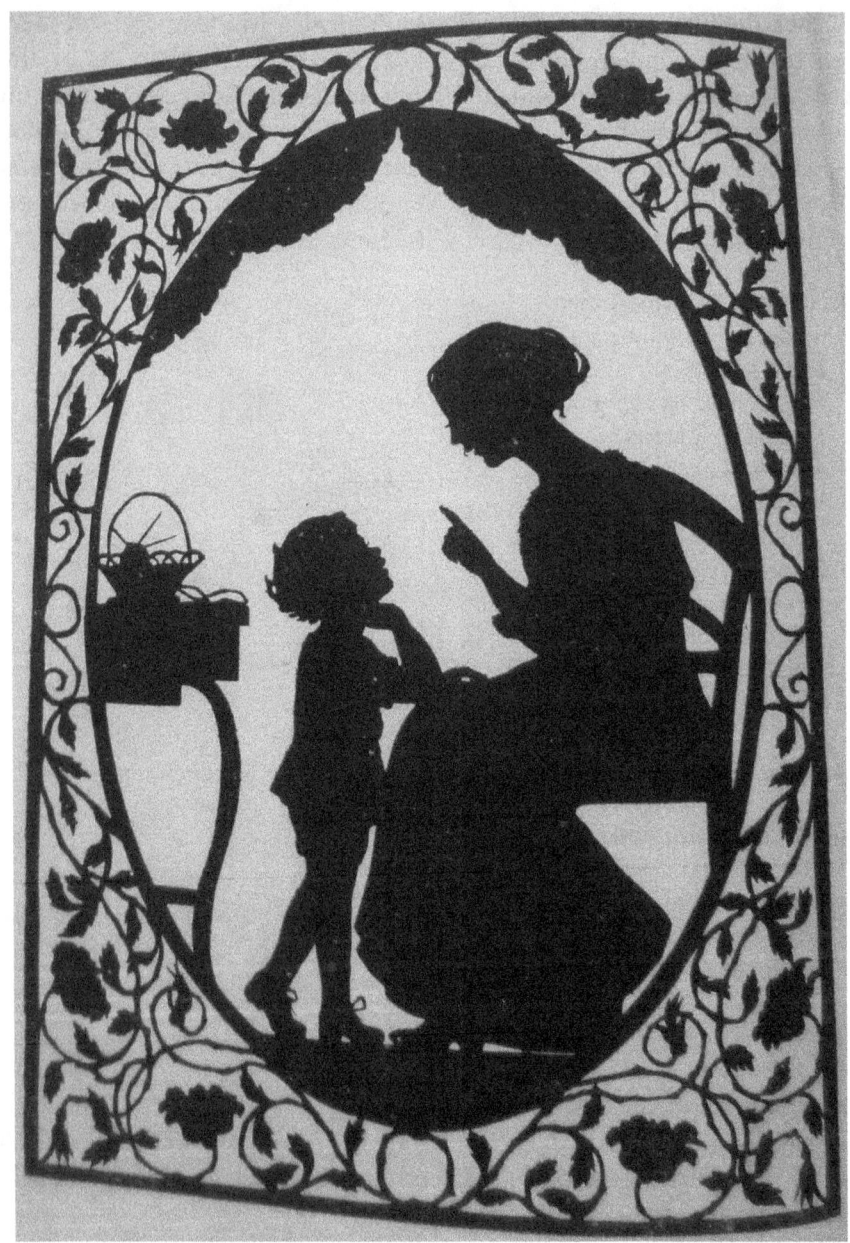

Abb. 1.5 Aufklärung 1918. (M. Neidhart, Ausschnitt; gemeinfrei)

(1924) sogar ein Büchlein *Bub und Mädel: Gespräche unter Kameraden über die Geschlechterfrage,* in dem er fast alles, was Jugendliche am Thema Sexualität interessiert, zur Sprache brachte. Er wurde deshalb angefeindet.

Heute gibt es unzählige Angebote für Kinder und Jugendliche, die die Aufklärungsarbeit tatsächlich erleichtern können. Leider nehmen es manche mit der biologischen „Wahrheit", also mit der Aufklärung im engeren Sinne, nicht so genau, selbst wenn das Werk als Aufklärungsbuch bezeichnet wird. So wird z. B. bei Herrath und Sielert die Vaterschaft zu einer – ich nenne es mal so – „gärtnerischen Dienstleistung": „Ein Kind wächst im Bauch einer Frau. So wie eine Blume aus dem Boden wächst, ungefähr. Und der Penis vom Vater ist die Gießkanne. Damit ein Kind zu wachsen anfängt, muß aus dem Penis eine Flüssigkeit rauskommen und durch die Scheide auf ein erbsengroßes Ei fließen. Dieses Ei ist im Bauch von jeder Frau. Aus diesem Ei wächst dann ein Kind – wie ein Küken aus einem Hühnerei. Begossen werden braucht es zum Wachsen dann nicht mehr" (Herrath und Sielert 1991, S. 15).

Über die wahre Rolle des Vaters bei der Entstehung eines Kindes erfährt die Leserschaft hier nichts. Was bedeutet schon das Gießen (mit Wasser – womit sonst?) für eine Pflanze, die als Keimling bereits da ist (sonst wäre es noch keine Blume) und nur noch zu wachsen braucht, im Vergleich zu einer Eizelle, aus der nur durch Verschmelzung mit einer Samenzelle ein Keim entstehen kann? Und wie kommt es, dass ein Kind dem Vater ähnelt, wenn er zur Entstehung des Kindes nur so eine Art Gießwasser beiträgt, auch wenn es wie „Milchsalbe" aussieht?

Ein bisschen skurril mutet auch der Aufklärungstext über die Geschlechtsorgane einer von der Bundeszentrale für gesundheitliche Aufklärung verantworteten Internetseite für Kinder an (www.trau-dich.de, April 2017). Da heißt es: „So nennt man die Organe bei Frauen und Männern, an denen man sehr empfindsam ist und die zum Kinderkriegen nötig sind. Mit ihnen kann man auch Lust empfinden. Bei den Frauen sind dies die Eierstöcke, die Gebärmutter, die Eileiter und die Scheide. Bei den Männern sind es die Hoden und der Penis."

Das eigentlich sensible Organ der Frau, die Klitoris, wird nicht erwähnt. Wie stimuliert man aber Eierstöcke und Eileiter, um Lust zu empfinden oder – bei partnerschaftlichem Sex – auszulösen?

Problematisch ist auch die in Aufklärungsmedien für Kinder oft verwendete Benennung des äußeren Geschlechtsbereichs des Mädchens bzw. der Frau mit dem Wort Scheide (z. B. in *Mama, wie bin ich in deinen Bauch gekommen?* von Boßbach et al. 1998, S. 16; Abb. 1.6). Ähnlich Irreführendes erfahren Kinder im bereits erwähnten Buch *Lisa und Jan* (Herrath und Sielert 1991) zu einer Bilderreihe, die zeigt, was man alles „mit der

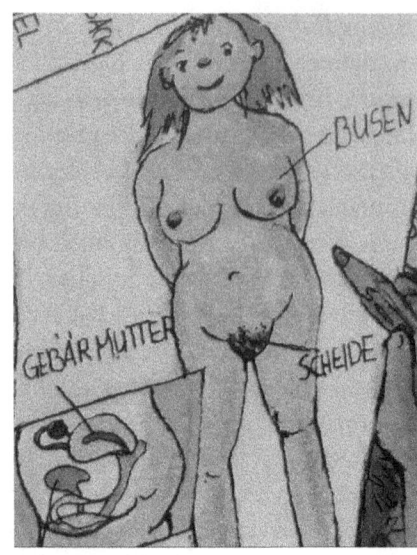

Abb. 1.6 Wo ist die Scheide? (Aus Boßbach et al. 1998, S. 16, mit freundlicher Genehmigung)

Scheide" machen kann (z. B. über einen Baumstamm rutschen oder duschen). Dabei ist selbstverständlich die Schamspalte mit der Klitoris (oder Vulva) gemeint und nicht die innen liegende Scheide – ein sachlicher Fehler, der spätestens beim Thema Intim- und Monatshygiene (Binde vs. Tampon) oder beim Thema Petting vs. Vaginalverkehr Verständnisschwierigkeiten bringen kann.

Solche Fehlinformationen sollte man Kindern bei der Sexualaufklärung eigentlich nicht antun!

Schulische Sexualaufklärung vor 1968
Der Sach- und Biologieunterricht befasst sich mit dem Thema Sexualität über die Schuljahre hinweg immer wieder – schließlich hängt die sexuelle Fortpflanzung einschließlich Variationsbreite in der Nachkommenschaft, Artenvielfalt, Individualität, Evolution und Züchtung wesentlich von der Zweigeschlechtlichkeit bei Pflanzen, Tieren und Menschen ab.

Frage
Wie sah Sexualaufklärung in der Schule vor 1968 aus?

Dennoch war im Sach- und Biologieunterricht eine Sexualaufklärung, die sich ausdrücklich auf den Menschen bezieht, bis in die 1960er Jahre nicht vorgesehen. In einem *Naturkundlichen Arbeitsheft* über den Menschen (Haug 1951) findet man z. B. kein Wort zu den Geschlechtsorganen oder zu den Vorgängen, die zur Zeugung und Geburt eines Kindes führen. Die Befruchtung wird mit Verweis auf die Entstehung eines Apfels erwähnt (S. 140).

Schwerpunkt jeder „sexuellen Aufklärung" während des Nationalsozialismus in Deutschland war Vererbungs- und Rassenlehre und die Ausrichtung von Jungen und Mädchen auf traditionelle „geschlechtsspezifische" Rollen (vgl. Koch 1975, S. 93 ff.). Günstigstenfalls konnten sich Schülerinnen und Schüler damals aus Informationen zur Fortpflanzung bei Tieren im Biologieunterricht der weiterführenden Schulen noch einiges zusammenreimen.

Für historisch Interessierte: Wenn Schüler und Schülerinnen Pech hatten, folgten Biologielehrer und -lehrerinnen noch bis in die Nachkriegsjahre hinein den Ratschlägen zur „sexuellen Aufklärung" eines Buches zur Biologiedidaktik von 1914, in dem es u. a. heißt: „Immerhin empfiehlt es sich, Erörterungen aus dem Gebiete der Fortpflanzung auf das notwendige Maß zu beschränken und sie in erster Linie an die Besprechung solcher Organismen anzuknüpfen, wo – wie bei den Pflanzen und niederen Tieren – die einschlägigen Verhältnisse am wenigsten verfänglich sind" (Schoenichen 1914, S. 66). So wird dann empfohlen, bereits bei der Terminologie jedwede Assoziation zum Menschen zu vermeiden und umschreibende Begriffe zu benutzen, u. a. statt Embryo: Larve, statt Penis: Befruchtungswerkzeug, statt Samen: Befruchtungsstoff, statt Scheide: Tasche zur Aufnahme des Befruchtungsstoffes usw.

Wie ohne Besprechung der Geschlechtsorgane und des Geschlechtsverkehrs eine glaubhafte „Beratung über die Gefahren des außerehelichen geschlechtlichen Umganges" (Schoenichen 1914, S. 64) funktionieren sollte, ist rätselhaft. Die Vermeidung von Geschlechtskrankheiten war bis zur Einführung von Antibiotika in den 1940er Jahren und die Verhinderung ungewollter Schwangerschaften bis zur Einführung der Antibabypille in den 1960er Jahren bzw. bis zur Liberalisierung des Schwangerschaftsabbruchs Hauptmotivation und Ziel von Sexualaufklärung.

Theoretischer Hintergrund dieser äußerst zurückhaltenden Sexualaufklärung war die Doktrin: „Sie [gemeint sind: ‚alle die großen Pädagogen der Vergangenheit'] wußten, daß die Hauptsache in aller Sexualpädagogik nicht darin bestehe, die Gedanken auf das Sexuelle hinzulenken, sondern sie davon abzulenken" (Förster 1913, S. 205). Mit Recht wird dieser Umgang mit dem Thema Sexualität heute als repressiv sexualunterdrückend etikettiert und als Ausdruck einer tendenziell sexualfeindlichen Grundeinstellung kritisiert.

1.4.2 Sexualaufklärung im weiteren Sinne: Beitrag zur Emanzipation und Bemündigung

Diese Art „Sexualaufklärung" entspricht bzw. entsprach natürlich nicht dem, was man seit dem 18. Jahrhundert eigentlich unter „Aufklärung" im Allgemeinen versteht, und ist keineswegs vereinbar mit der von Immanuel Kant in Anlehnung an das horazische: „Sapere aude!" formulierten Botschaft „Habe Mut, dich deines eigenen Verstandes zu bedienen".

Den Verstand kann man nur sinnvoll „mutig" nutzen, wenn man etwas verstanden hat, und beim Thema Sexualität gibt es vieles über Mutter- und Vaterschaft hinaus, was man verstehen kann und verstanden haben sollte, wenn man sich beim eigenen sexuellen Handeln und beim Umgang mit sexuellen Phänomenen im sozialen und kulturellen Umfeld nicht von innen und außen treiben lassen will.

> **Frage**
> Gibt es auch eine Sexualaufklärung im Sinne Kants?

Über die treibenden Kräfte „von innen" braucht hier nicht viel gesagt zu werden. Sexualität ist eine körperlich-seelische Energiequelle, ab der Pubertät stark von Hormonen beeinflusst, die nicht nur das Kinderkriegen ermöglicht, sondern auch Spaß und Befriedigung bringen kann. Wenn man dem Antrieb, also der Motivation zum sexuellen Handeln, aber nach Lust und Laune nachgibt, ohne sich „seines Verstandes" zu bedienen, kann es riskant und sogar leidvoll werden, und zwar sowohl für Handelnde selbst als auch für Mitbetroffene vor allem in Partnerschaft und Familie.

Die Tendenz, Menschen in ihrem Sexualverhalten „von außen" her zu treiben bzw. zu manipulieren, war und ist in vielfältiger Form allgegenwärtig, sei es aus moralischen, ideologischen, politischen oder wirtschaftlichen Gründen. Normen und „Sollwerte" gab und gibt es mit wechselnden Schwerpunktsetzungen und großer Spannbreite, von der moralischen Verdammung oder visionären Hochpreisung lustvoll ausgelebter Sexualität über vorgeblich biologisch vorprogrammierte oder kulturell-sozial aufgedrängte bzw. frei wählbare Geschlechtlichkeit und Geschlechterrollen bis hin zu politisch diskriminierten oder geförderten Formen von Partnerschaften und Familien und – last, not least – zu medial unterstützten Anreizen interessierter Wirtschaftsunternehmen, geschlechtliche Attraktivität zu steigern und das Sexualleben zu optimieren (Kap. 2).

1 Sexualerziehung von A wie Aufklärung bis S wie Sexualisation

Wenn man alles oder zumindest vieles, was sich in unserer Kultur bezüglich menschlicher Sexualität verdeckt abspielt, offenlegt, also „aufklärend" im Sinne Kants dem Verstand zugänglich macht mit dem Ziel, dem Kind oder Jugendlichen eigenverantwortliche Entscheidungen zu ermöglichen, sind zahlreiche Themen anzusprechen. Und so war und ist es zu begrüßen, dass Schulen seit den Empfehlungen der Kultusministerkonferenz 1968 nicht nur berechtigt und beauftragt sind, Jungen und Mädchen von der Grundschule an über Mutterschaft, Vaterschaft und sexuelle Lust aufzuklären, sondern Sexualaufklärung und -erziehung fächerübergreifend zu leisten. Das eröffnet die Möglichkeit, Sexualität mehrperspektivisch anzusprechen, „aufklärend" im erweiterten Sinne des Wortes zu wirken und die Basis für lebenslange „Sexualbildung" (Abschn. 1.8) zu legen.

Dazu gehören Themen wie Funktion von Sexualität in der belebten Natur, evolutionsbiologische und genetische Aspekte sexuellen Verhaltens, vorgeburtliche geschlechtliche Entwicklung und intersexuelle Zwischenstufen, Motivationen und Identitäten, sexuelle Orientierungen, Gleichberechtigung, sexualisierte Gewalt, mögliche sexuelle Veränderungen im Lebenslauf, Chancen und Risiken bei Empfängnisregelung und Familienplanung, Funktionen und Hintergründe von Prostitution und Pornografie, Drogen und Sex, Sexsucht, gesetzliche Regelungen beim Schwangerschaftskonflikt und das Offenlegen seriöser statistischer Daten (z. B. über Familienformen, Erfolge und Misserfolge bei medizinisch assistierter Fortpflanzung) u. v. a. m. Zur Aufklärung gehört auch, dass Mythen und Tabus im Kontext mit wissenschaftlichen oder pseudowissenschaftlichen Erkenntnissen, mit Religionen, Weltanschauungen und Ideologien und historischen Entwicklungen als solche erkennbar werden und ein Gespür für Diskriminierungen und Manipulationsversuche entwickelt wird. Aufklärung im hier gemeinten Sinne des Wortes bezieht auch die Auseinandersetzung mit ethischen Fragen und Dilemmata ein (z. B. Umgang mit ungewollter Schwangerschaft zwischen Selbstbestimmungsrecht der Frau und dem Lebensrecht eines ungeborenen Kindes oder Lebensplanung und Geschlechtergerechtigkeit zwischen Selbstverwirklichungsrecht von Frau und Mann und Verantwortung für gemeinsame Kinder).

Schwierig ist es, einen Konsens zu finden über einen Themenkatalog, der Sexualaufklärung zum Beitrag zu Emanzipation und Bemündigung werden lässt und dabei nicht die Grenze zur Indoktrination überschreitet oder das Kind überfordert. Das, was die eine gesellschaftliche Gruppe als unverzichtbaren Beitrag zur Bemündigung ansieht, stuft die andere als überflüssigen Ballast ein. Diese Grenze wird nicht durch ein Thema an sich überschritten, sondern u. a. durch die Art und Weise der Aufklärung und ggf. den falschen

Zeitpunkt. Beispiel: Selbstverständlich sollen Kinder oder Jugendliche erfahren, dass das biologische Geschlecht mit medizinischer Hilfe geändert werden kann, wenn sich ein Mensch „im falschen Körper" dauerhaft unglücklich fühlt, aber es wäre kein angemessener Beitrag zur Aufklärung, wenn bereits ein 5-jähriges Mädchen, das sich wegen des fehlenden Penis vordergründig als defizitär erlebt, darauf hingewiesen würde, dass es sein Geschlecht ändern kann, wenn es das will.

Sexualaufklärung, die mehr ist als die Information über Geschlechtsorgane, Zeugung und Geburt, ist jedenfalls eine wichtige Voraussetzung dafür, dass ein Mensch seine Sexualität als „positive Kraft" (Kultusminister NRW 1974, S. 7) erlebt und gestaltet und der Sexualität anderer nicht unwissend und ratlos gegenüber steht. Sie ist das Fundament von lebenslanger „Sexualbildung".

> **Frage**
>
> Was ist emanzipatorische Sexualerziehung?

Umfassende sexuelle Aufklärung ist ein Beitrag zur Emanzipation, also zur Befreiung aus der Fremdbestimmung, zur Bemündigung. Es ist aber ein Irrtum zu glauben, Emanzipation bezüglich Sexualität und Geschlecht habe nur Funktion und Berechtigung als Gegenbewegung zu moralisch-repressiven oder konservativ-politischen Bevormundungen. Diese Motivation lag der „emanzipatorischen Sexualerziehung" in der zweiten Hälfte des 20. Jahrhunderts zugrunde, gepaart mit der Vision, über eine befreite Sexualität könne auch das Gesellschaftssystem verändert werden. Viele Vertreter der emanzipatorischen Sexualaufklärung und -erziehung sympathisierten – ähnlich wie fortschrittliche Sexualaufklärer Anfang des vorigen Jahrhunderts – mit einer sozialistischen Gesellschaftsordnung. Sie mussten erfahren, dass die Vermischung mit politischen Zielen große Widerstände gegen Sexualerziehung provozieren – ein Effekt, der auch bei aktuellen Widerständen gegen Sexualerziehung in Kita und Schule heute eine Rolle spielt.

Eine bestimmte Gesellschaftsordnung ist kein Garant und auch nicht Voraussetzung für ein emanzipiertes Sexualleben, wenn Grundsätze der Geschlechtergerechtigkeit und der Akzeptanz sexueller Vielfalt beachtet werden. Es wäre auch ein Irrtum anzunehmen, schon die „trotzige" Umkehrung konservativer traditioneller Grundsätze oder die Negierung ihrer Werte sei automatisch ein Beitrag zur Bemündigung. Wer z. B. Schamhaftigkeit bei Kindern für eine überholte, repressiv aufgezwungene Einstellung hält, „emanzipiert" ein Kind keineswegs dadurch, dass er ihm „schamloses" Verhalten abverlangt und es vielleicht sogar vor anderen lächerlich macht, wenn es sich nicht nackt zeigen will. Sich nackt zu zeigen ist alleinige Entscheidung des betroffenen Menschen (auch eines Kindes), wenn kein Sachzwang (z. B. Arztbesuch) vorliegt. „Und keinesfalls darf die Forderung nach Emanzipation dazu führen, dass wir den Respekt verlieren vor Menschen, die ihr Glück in traditionellen Lebensentwürfen suchen und gegebenenfalls finden" (Valtl 1998, S. 5). Diesem Satz, der sich auf die ursprüngliche Stoßrichtung von emanzipatorischer Sexualerziehung bezieht, ist nichts hinzuzufügen außer: Emanzipatorische Sexualerziehung heute hat es mit mehr und anderen „Gegnern" zu tun als die emanzipatorische Sexualerziehung des vorigen Jahrhunderts.

Aufklärung zwischen Orientierungshilfe und Verwirrung
Strittig ist, wie weit man zu welchem Zeitpunkt bei der Aufklärung von jungen Menschen über Varianten sexuellen Handelns ins Detail zu Sexualpraktiken von Erwachsenen gehen soll. Natürlich möchte man diese Aufklärung nicht dem Internet und den Pornos überlassen. Da dieses Informationsangebot aber selbst Kindern in der Grundschule verfügbar ist und im Unterricht über Sexualität mit bedacht werden muss, sollten Lehrpersonen über ein Vokabular und ein Sachwissen verfügen, die es ermöglichen, auf Fragen der SchülerInnen jederzeit kurze korrekte Antworten zu geben. Auch das Intervenieren bei verbalen oder handgreiflichen Auffälligkeiten im Schulalltag macht heutzutage oft eine vorbehaltlose Ansprache sexueller Themen nötig. Welche Folgen es haben kann, wenn Pädagogen nicht „Bescheid wissen", zeigt der Vorfall 2010 in einem Ferienlager, in dem Jungen von Jugendlichen mit Gegenständen anal vergewaltigt wurden. Das von ihnen im Beisein der Betreuer mehrfach benutzte Wort „Fisting" wurde nicht hinterfragt. „Den Betreuern, die im Ferienlager von ‚Fisten' gehört hätten, sei die Bedeutung des Wortes eventuell nicht bekannt gewesen", so die Einschätzung des Staatsanwaltes.[1] So etwas darf eigentlich beim Umgang mit Jugendlichen heute nicht passieren (Abschn. 5.6).

> **Frage**
> Welche Aufklärung ist hilfreich, welche bedenklich?

---

[1] www.Focus.de 22.07.2010; zugegriffen: 12.06.2015.

Informationen zu Sexualpraktiken und sexuellen Vorlieben der Erwachsenen sollten jedenfalls – unter Verzicht auf moralisierende Bewertungen und ausmalende Details – gesundheitliche und ggf. hygienische oder partnerschaftlich-sozialethische Aspekte thematisieren, um den Schülern und Schülerinnen die Einordnung und persönliche Bewertung zu erleichtern. Das geht nur bei pädagogisch reflektierter Begleitung von Aufklärung. Auf jeden Fall muss – nach meiner Überzeugung – betont werden, dass Sexualvorlieben sehr unterschiedlich sind und von vielen individuellen und lebensumständlichen Bedingungen abhängen und dass das, was der/die eine mag oder braucht, für andere überflüssig oder sogar unangenehm sein kann. Solche Hinweise bekommt man über Pornos nicht und auch nicht durch ein „aufklärendes" Plakat (Abb. 1.7) der Bundeszentrale für gesundheitliche Aufklärung, das 2016 in der Öffentlichkeit auch Kindern zugänglich war.

Durch ein solches Plakat werden Eltern oder andere Erwachsene in Erklärungsnot über den Geschlechtsverkehr zwischen Männern gebracht, wenn sie überhaupt eine Chance bekommen, mit ihrem Kind darüber zu sprechen. Auch so kann heute eine „Straßenaufklärung" mit ihren unwägbaren Effekten bei Kindern aussehen. Das Besondere daran ist, dass sie staatlich finanziert wird.

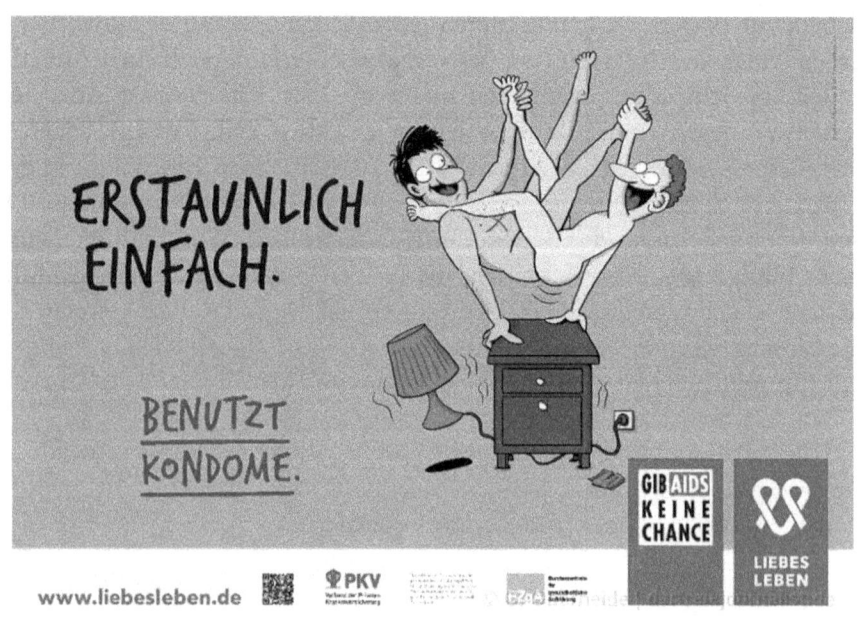

Abb. 1.7 Plakat der BZgA 2016. (Öffentlich zugänglich)

Ein öffentliches oder im Unterricht ungefragt und dann unkommentiert von einer Lehrperson proviziertes gedankliches oder auch (unterrichts-)praktisches Heranführen an die Vielfalt des Sexuallebens bei Erwachsenen z. B. durch Beschäftigung mit „galaktischem Sex" (Tuider et al. 2012, S. 126) kann als Überforderung und sogar als potenzieller Schaden für Kinder und Jugendliche angesehen werden. Bei der zitierten Übung sollen Jugendliche (ab 15 Jahre) alle erdenklichen Sexualpraktiken (auch „scheinbar Ekliges, Perverses und Verbotenes") nennen bzw. sich ausdenken. Diese werden dann von den Jugendlichen selbst oder von der Gruppenleitung erklärt. Keiner begleitet Jungen oder Mädchen, die vermehrt aus unterschiedlichen Kulturkreisen stammen, nach einer solchen Unterrichtsstunde bei der Verarbeitung. Auch nimmt diese Art Aufklärung – genauso wie Pornodarstellungen – viele spannende Entdeckungen vorweg, die ein Mensch im Laufe seines Sexuallebens in Abhängigkeit von seinen authentischen Wünschen und Bedürfnissen machen kann.

Die vorbehaltlose ungefragte Information von Kindern und Jugendlichen über alles faktisch Praktizierte und denkbar Praktizierbare kann neuerdings mit den „sexuellen Menschenrechten" legitimiert werden, die bei der pro familia als Grundlage ihrer Sexualpädagogik eine entscheidende Rolle spielen. So liest man in Artikel 8: „Alle Menschen ... müssen Zugang zu jeglicher Art von Informationen in allen Medien haben, die Sexualität, sexuelle Rechte und Gesundheit fördern: Insbesondere junge Menschen sollen Zugang zu Informationen über sexuelle und nonkonforme Gender-Lebensweisen und Sexualbeziehungen haben"[2].

Vorgeblich kann ein junger Mensch nur dann ein selbstbestimmtes Sexualleben aufbauen, wenn er alle Möglichkeiten, die zur Wahl stehen – einschließlich Wahl des eigenen „biologischen" Geschlechts –, kennt: Da es zu den Langzeitwirkungen solcher Aufklärung bei jungen Menschen keine (vergleichenden) Studien gibt und wohl auch aus ethischen Gründen keine geben wird, bleibt es jedem überlassen, ob er sich der Meinung anschließt oder nicht.

Die von mir für Kinder und Jugendliche geforderte „Pornokompetenz" (zitiert bei Gernert 2010, S. 274; siehe Kap. 5) ist mehrmals missverstanden worden, als wolle ich, dass Kinder in der Schule über Pornografie bzw. Erwachsensexualität durch den Einsatz von Pornos aufgeklärt werden. Gemeint ist aber: Da es den Erwachsenen nicht gelingt, Pornos konsequent

---

[2] zitiert aus: „Sexuelle Rechte": eine IPPF Erklärung. Deutsche Version 2009. www.profamilia.de/fileadmin/publikationen/profamilia/IPPF_Deklaration_Sexuelle_Rechte-dt2.pdf; zugegriffen: 15.03.2017.

von Kindern fernzuhalten, müssen Kinder lernen, damit umzugehen und sich selber zu schützen.

Ein Kind oder ein Jugendlicher kann und soll wissen, dass sich das Sexualleben erwachsener Menschen auf vielfältige Weise gestalten lässt, aber die Informationen müssen sich am „Interesse" der Kinder und nicht an Interessen derzeit Erwachsener orientieren. An dieser Stelle beginnen dann hitzige, aber unergiebige Diskussionen über das, was im aktuellen oder zukünftigen Interesse der Kinder ist, da es dazu leider keine wissenschaftlich gesicherte Basis gibt und den Vorurteilen und Eigeninteressen der Diskutanten viel Spielraum bleibt.

Methodische Ungeschicklichkeiten überschreiten dann leicht die Grenze zwischen Orientierung stiftender Aufklärung und Verwirrung.

1.5 Sexualkunde – mehr oder weniger als Sexualaufklärung?

Beitrag der Sexualkunde zur Sexualaufklärung

Sexualkunde meint einerseits mehr, andererseits weniger als Sexualaufklärung. So wie die Lernenden in einem gewissen laienhaften Rahmen durch Erdkundeunterricht kundig werden sollen bezüglich Beschaffenheit und Strukturen der Erde und der damit verbundenen Lebensbedingungen ihrer Bevölkerung, so soll der junge Mensch „sexualkundig" werden durch Informationen aus der Menschenkunde, die sich auf menschliche Sexualität und die damit verbundenen Fortpflanzungsvorgänge beziehen.

> **Frage**
> Wann wird Sexualkunde einseitig „biologistisch"?

Sexualkunde kann man als Teilgebiet der Menschenkunde/Humanbiologie und als Teilleistung zur Sexualaufklärung bezeichnen. Symptomatisch für das, was man mit Sexualkunde meinen kann, ist der *Sexualkunde-Atlas* (Abb. 1.8) aus dem Jahr 1969, der in guter Absicht von der damaligen Gesundheitsministerin über die BZgA herausgegeben wurde. Ihm wurde aber bald der Vorwurf gemacht, „biologistisch" an das Thema heranzugehen und zugunsten humanbiologischer Details mit ihren zum Teil abschreckenden Abbildungen, zu denen auch die von einer Nachgeburt

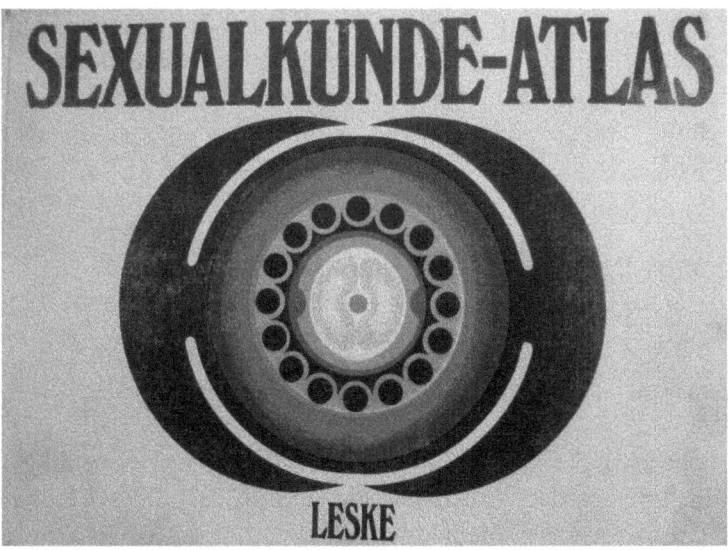

Abb. 1.8 *Sexualkunde-Atlas* der BZgA (1969). (© VG Bild-Kunst, Bonn 2018, Urheber: G. Bubenik)

gehörte, positive und aufklärerische Aspekte von Sexualität und Fortpflanzung zu vernachlässigen (vgl. Kluge 1985). In der zweiten Auflage 1974 wurde auf diese Art Bilder verzichtet.

Diesem Vorwurf sah und sieht sich die Sexualkunde, die vorrangig im Biologieunterricht geboten wird, immer wieder ausgesetzt, und es ist richtig zu fordern, dass sexuelle Phänomene nicht nur mit dem Ziel des humanbiologischen Wissenszuwachses unterrichtlich thematisiert werden sollen.

Es hieße aber, „das Kind mit dem Bade ausschütten", wenn man z. B. über das Thema Schönheitsoperationen/Brustmodulation mit Jugendlichen in aufklärerischer und erzieherischer Absicht diskutieren würde, ohne vorher den Aufbau der weiblichen Brust zu erklären (vgl. Etschenberg 2006), oder wenn man emotionale und partnerbezogene Probleme des „vorzeitigen Samenergusses" besprechen würde, ohne vorher über das Zustandekommen und den Ablauf einer Ejakulation zu informieren. Ins fachwissenschaftliche Detail muss man nur da gehen, wo es für intendierte Verhaltensziele (z. B. Angstfreiheit oder Partnerschaftlichkeit) oder für die Lebenspraxis relevant ist.

Aktuelles Beispiel: Zur Entdiskriminierung von Menschen mit intersexuellen körperlichen Merkmalen ist es unverzichtbar, die Embryonalentwicklung der Geschlechtsmerkmale beim Menschen aus undifferenzierten gemeinsamen Strukturen zu besprechen, damit Uneindeutigkeiten als „natürliche" Varianten akzeptiert werden.

Das Überfrachten des Themas Sexualität mit humanbiologisch-sexualkundlichen Einzeldaten (aus Anatomie oder Physiologie) ohne „lebenspraktische Relevanz" nimmt Unterrichtszeit in Anspruch, die für die Besprechung anderer hilfreicher oder bildungsrelevanter Aspekte beim Thema fehlt.

1.6 Wo liegt der Schwerpunkt bei „Erziehung"?

Sexualerziehung als intentionaler Teil sexueller Sozialisation

Was meint nun der zentrale Begriff Sexualerziehung? Erziehung ist eine Einflussnahme auf das – auch sexuelle – Verhalten junger Menschen, die zielgerichtet und meist methodisch durchdacht ist. Sie ist der intentionale Teil der Sozialisation, der aus Kindern selbstständige, sozial akzeptierte und verantwortungsbewusst handelnde mündige Persönlichkeiten machen soll. Es geht darum, dass Kinder lernen, sich in ihrem auf Sexualität bzw. Geschlechtlichkeit bezogenen Denken, Handeln, Wollen und Werten an einem soziokulturellen Rahmen zu orientieren.

Sexualerziehung ergänzt die beiläufige Sozialisation, die ohne klare bzw. erkennbare Zielvorstellung Kinder über die Umwelt tagtäglich von Geburt an beeinflusst (vom Vorbild der Erwachsenen bis hin zum Spielzeug). Sozialisation meint Sozialmachung und Sozialwerdung, sie prägt sowohl geglückte als auch missglückte Lebensentwürfe und Biografien, wobei es schwierig ist zu definieren, was eine geglückte und eine missglückte sexuelle Biografie ist.

> **Frage**
> Woher stammen Ziele von Sexualerziehung?

Erziehungsziele für Kita und Schule sind weder aus der Biologie, die nur über Grundlagen und Möglichkeiten informiert, noch aus einer Religion, deren Maßstäbe nur für ihre gläubigen Anhänger verbindlich sein können, noch aus einem anderen Fachgebiet herzuleiten. Ziele sind Wertentscheidungen, die aus verschiedenen Quellen stammen. Kultur, Religion, vorherrschendes oder verordnetes Menschenbild, ethische Standards und Utopien spielen bei der Zielfindung eine Rolle. Forschungsergebnisse und

Erfahrungen aus der Sexualwissenschaft, der Medizin, Psychologie und auch der Psychiatrie sollten bei der Zielfindung berücksichtigt werden, wenn die Erziehung zur Gesunderhaltung und zum Glücklichwerden der Kinder beitragen soll. Solche Ziele müssen – nach meiner Meinung – im institutionalisierten Bereich der Erziehung (also vor allem in Kita und Schule) möglichst einvernehmlich in der Gesellschaft festgelegt werden und dürfen keineswegs irgendwelche gruppenspezifischen oder biografisch bedingten Eigeninteressen von Erwachsenen bedienen. Einen einvernehmlich zwischen gesellschaftlich relevanten Gruppen ausgehandelten Rahmen für Ziele der Sexualerziehung bieten bestimmte Vorgaben (Grundgesetz, Landesverfassungen, Schulgesetze, Gerichtsentscheidungen, Richtlinien), die verbindlich in der institutionalisierten Sexualerziehung zu beachten sind, die sich aber zum Teil durchaus im Laufe der Zeit verändern können (z. B. durch gesellschaftliche Entwicklungen oder Politikwechsel nach Wahlen).

Interessant ist, welche Ziele damals, als die Sexualerziehung für Schulen „aus der Taufe gehoben wurde", vorgegeben wurden. Ausdrücklich betont wird 1968: Schülerinnen und Schüler sollen „zu Fragen menschlicher Sexualität ein sachlich begründetes Wissen erwerben. Dieses Wissen soll es ihnen ermöglichen, auf diesem Gebiet Zusammenhänge zu verstehen, sich angemessen sprachlich auszudrücken und sich ein Urteil – auch über schwierige und ungewöhnliche Erscheinungen – zu bilden" (zitiert nach Kluge 1976, S. 9). Oberstes Ziel: „Erziehung zu verantwortlichem geschlechtlichen Verhalten und zum Bewußtsein der Verantwortung, in die der einzelne in bezug auf sich selbst, den Partner, die Familie und die Gesellschaft gestellt ist, ist Aufgabe der Schule während der ganzen Schulzeit." Viel mehr geben diese Empfehlungen bezüglich der Zielvorstellungen nicht her – das ist verständlich, weil Unterricht unter die Kulturhoheit der Länder fällt. Richtlinien und Lehrpläne der Bundesländer boten nach 1968 präzisere Zielformulierungen (vgl. Hilgers 1995). Deutlich erkennbar ist aber, wie verwoben Sexualerziehung mit Sexualaufklärung sein soll.

Aus den 1968 aufgelisteten Unterrichtsthemen spricht leider – zwangsläufig – der damalige Zeitgeist: Empfängnisverhütung und Homosexualität werden z. B. zusammen mit Triebverbrechen unter dem Begriff „sexuelle Vergehen" aufgelistet – eine deutliche Botschaft, in welche Richtung die Schüler und Schülerinnen beeinflusst werden sollten. Auch die Forderung, „daß die jungen Menschen ihre Aufgabe als Mann oder Frau erkennen", ist Ausdruck eine Verständnisses von Mann- und Frausein, das heute keine Gültigkeit mehr hat.

Die Empfehlungen der Kultusministerkonferenz zur Sexualerziehung von 1968 wurden nie aktualisiert – 2002 wurden sie einfach außer Kraft gesetzt. Schulgesetze, Richtlinien und Lehrpläne der Bundesländer schienen diese Art Empfehlungen überflüssig zu machen – auch wenn es sinnvoll und hilfreich gewesen wäre, durch eine Neuformulierung einen konsensfähigen zeitgemäßen Rahmen für schulische Sexualerziehung zu schaffen und die Notwendigkeit und Verbindlichkeit von Sexualerziehung in der Schule erneut bewusst zu machen. An solch einer Empfehlung könnten sich auch Eltern orientieren.

1.6.1 Geschlechts-, Geschlechter- und Familienerziehung

Auf diese Begriffe stößt man neben dem Begriff Sexualerziehung in der Schule und in der Literatur. Geschlechts- und Geschlechtererziehung ähneln sich vom Wort her, werden sogar verwechselt, sind aber inhaltlich nicht identisch. Geschlechtserziehung ist im Prinzip als Synonym für Sexualerziehung (Sexualität = Geschlechtlichkeit) zu gebrauchen. Hierbei wird Sexualität einfach gegen den Begriff Geschlecht ausgetauscht. Nicht die Geschlechtszugehörigkeit, das Weiblich- oder Männlichsein eines Kindes, ist gemeint, sondern seine Geschlechtlichkeit an sich.

> **Frage**
> Wie unterscheiden sich Geschlechts- und Geschlechtererziehung?

In diesem Sinne verstand die Landesarbeitsgemeinschaft zur Bekämpfung der Geschlechtskrankheiten und für Geschlechtserziehung in NRW (LAGG, 1949 bis 1977) unter Leitung von Dr. Heinrich Oestereich mit ihren verdienstvollen Beiträgen zur Gesundheits- und Sexualerziehung den Begriff, und so wird er auch von der Deutschen Gesellschaft für Geschlechtserziehung e. V. (DGG, seit 1978), insbesondere von seinem ersten Vorsitzenden Rudi Maskus (u. a. Maskus 1979) und in den für Baden-Württemberg gültigen Richtlinien zur Sexualerziehung, die den Begriff Geschlechtserziehung im Titel führen, verstanden.

Demgegenüber legt der Begriff Geschlechtererziehung die Deutung nahe, dass hier die beiden Geschlechter mit den ihnen unterstellten bzw. zugewiesenen Besonderheiten im Mittelpunkt der erzieherischen Bemühungen stehen, und zwar immer mit der Blickrichtung, dass diese beiden Geschlechter zueinander finden und für Nachwuchs sorgen sollen. „Ihr Ziel ist also, die geschlechtsspezifischen Eigenschaften des Mannes und der

Frau auszubilden und auf die verantwortungsbereite Partnerschaft in der Ehe oder auf die Bewältigung der männlichen und weiblichen Lebensaufgabe im Falle einer freiwilligen oder auferlegten Ehelosigkeit hinzuführen" (Memorandum DAJEB o. J., zitiert nach Ruthe 1967, S. 7).

Der Begriff Geschlechtererziehung impliziert also bereits eine inhaltliche Zielrichtung bezüglich des konkreten geschlechtlichen Rollenverhaltens, die den bisher diskutierten Begriffen fehlt und auch als unzeitgemäß abzulehnen ist.

Es ist bedauerlich, dass Uwe Sielert eine diesbezügliche Aussage von Norbert Kluge, dem langjährigen Vorsitzenden der DGG e. V., auf einer Internetseite der BZgA falsch zitiert und damit diejenigen, die bis heute den Begriff Geschlechtserziehung gleichbedeutend mit Sexualerziehung benutzen, verdächtigt, ein antiquiertes Rollenverständnis bei Jungen und Mädchen vertreten zu wollen. Kluge (1984, S. 8) sagt im Original: „Mit dem Ausdruck ‚Geschlechtererziehung' wurde häufig der Anspruch erhoben, die beiden Geschlechter geschlechtsspezifisch und deshalb am besten getrennt voneinander zu unterweisen. Eine solche Absicht widerspricht der modernen Auffassung von Sexualerziehung …" Daraus macht Sielert (2012): „Geschlecht ist keine unbekannte Kategorie in der Sexualpädagogik, immerhin hieß sie als pädagogische Disziplin bis in die zweite Hälfte des vorigen Jahrhunderts hinein noch ‚Geschlechtserziehung' … Damit wurde häufig der Anspruch erhoben, die beiden Geschlechter geschlechtsspezifisch und deshalb am besten getrennt voneinander zu unterweisen (Kluge 1984, S. 8)". Diese sinnverkehrende Verwendung der Aussage von Kluge an exponierter Stelle ist geeignet, Geschlechtserziehung und ihren Vertretern und Vertreterinnen eine rückwärtsgewandte Sicht von Geschlechtlichkeit und Sexualerziehung zu unterstellen.

> **Frage**
> Was ist kritikwürdig an dem Adjektiv „geschlechtsspezifisch"?

Das Ziel von Geschlechtererziehung basiert auf der traditionellen Vorstellung, es gäbe ein „spezifisch" männliches und ein „spezifisch" weibliches Verhalten, das es wegen seiner angeblich natürlichen Kopplung an das biologische Geschlecht zu stärken und zu entwickeln gelte. Diese Sicht wird vor allem von konservativen, meist religiös motivierten Sexualpädagogen vertreten. Dabei wird übersehen, dass es zwar geschlechts„typische", d. h., statistisch gehäuft bei dem einen oder anderen Geschlecht vorkommende

Merkmale gibt, diese aber – bis auf wenige mit der Fortpflanzung unmittelbar zusammenhängende Merkmale – nicht „spezifisch" im Sinne von geschlechtsgebunden sind (Kap. 3). Im Interesse sexueller Selbstbestimmung muss die Botschaft „Kein Mensch ist verpflichtet, nur wegen seines Geschlechts bestimmte Dinge zu tun oder zu lassen" von der Kita an im alltäglichen Umgang mit Kindern und bei erzieherischen Einflussnahmen konsequent vertreten werden. Das betrifft sowohl ein Verhalten, das „geschlechtstypisch" erscheint, als auch ein Verhalten, das „geschlechtsuntypisch" wirkt, solange der Grundsatz befolgt wird, „Kein Mensch hat das Recht, auf Grund seines Geschlechts Vorteile in Anspruch zu nehmen" (Etschenberg 2000a, S. 95).

Hilfreich in diesem Zusammenhang ist die heute übliche Unterscheidung zwischen angeborenem biologischem Geschlecht (Sex), das einen Menschen befähigt, leiblicher Vater oder leibliche Mutter zu werden und tatsächlich in einigen wenigen Merkmalen geschlechts„spezifisch" ist, und dem zugewiesenen sozialen bzw. selbst empfundenen Geschlecht (Gender), das sich in alle Richtungen entfalten kann, wenn es nicht im Sinne einer überholten „Geschlechtererziehung" Zwängen unterworfen wird.

Interessant ist, dass sich der unpassende Begriff geschlechts„spezifisch" in der modernen Sexualpädagogik offenbar immer noch einer gewissen Beliebtheit erfreut, obgleich in einer tendenziell „genderistisch" ausgerichteten Sexualpädagogik dafür kein Platz mehr sein sollte. In den *Standards für die Sexualaufklärung in Europa* (2011), die unter Federführung der BZgA entwickelt wurden, wird das Adjektiv mehrfach verwendet in der Kombination „geschlechtsspezifisches Rollenverhalten" (BZgA 2012, S. 50 und 53). Auch bei pro familia findet sich die schwer zu deutende Formulierung: „pro familia vertritt einen geschlechtsspezifischen Ansatz"[3].

> **Frage**
>
> Was meint der Begriff „Familienerziehung"?

In Baden-Württemberg, Bayern und Sachsen findet man in der Überschrift zu den Richtlinien für die Sexual- bzw. Geschlechtserziehung an Schulen den Begriff Familienerziehung. Auch hier wird eine implizite Zielvorstellung

---

[3] www.profamilia.de; zugegriffen: 01.11.2017.

transportiert, nämlich die, dass Sexualität bzw. Geschlechtlichkeit vorrangig im Kontext mit Familie zu sehen ist und tendenziell auf diese ausgerichtet sein soll. Es wird zudem davon ausgegangen, dass man auch auf Familienleben – also nicht nur auf das Sexualleben – erzieherisch vorbereitet werden kann und soll. Dass zur Zeit der Formulierung dieser Richtlinien unter Familie und vor allem unter einer sie begründenden Elternschaft etwas anderes verstanden wurde als heute, sollte bei einer Diskussion des Begriffes mitgedacht werden. Zu verzichten braucht man deshalb aber nicht auf den Begriff bzw. auf einen wichtigen Teil der damit gemeinten Ziele: Auch das Zusammenleben in modernen Familien, die anders strukturiert sind als die traditionelle Familie, gelingt nicht voraussetzungslos bezüglich Einstellungen und Verhaltensweisen der Beteiligten. Familienerziehung steht vor neuen Herausforderungen.

1.7 Sexualpädagogik: Theorie oder Praxis, und in wessen Auftrag?

Sexualpädagogik – ein uneindeutiger Begriff

So geläufig der Begriff Sexualpädagogik ist, so schwierig ist es, ihn zu definieren bzw. das Gemeinte in der Realität gegen Sexualaufklärung und Sexualerziehung abzugrenzen. Mit schuld daran sind die meinungsführenden Sexualpädagogen bei pro familia, in der Bundeszentrale für gesundheitliche Aufklärung (Abteilung Sexualaufklärung, Verhütung und Familienplanung) und Sexualpädagogen im Umfeld des privaten Instituts für Sexualpädagogik (isp). In der Schule gibt es von der Institution her keine Sexualpädagogik als Unterrichtsfach für Schülerinnen und Schüler. Es gibt nur sexualpädagogisch weitergebildete Lehrer und Lehrerinnen und sexualpädagogisch durchdachte Lernangebote. Dennoch verbreitet sich der Begriff im Kontext mit Schule.

1.7.1 Sexualpädagogik in staatlichem Auftrag?

Als Definition von Sexualpädagogik in Abgrenzung zu Sexualerziehung wird vom Mitbegründer des isp, dem Sozialpädagogen Uwe Sielert, gesagt: „Sexualpädagogik ist eine spezifische Aspektdisziplin der Pädagogik, welche die direkte und indirekte erzieherische Einflussnahme auf die sexuellen Motivationen, Ausdrucks- und Verhaltensformen sowie Einstellungs- und

Sinnaspekte von Menschen wissenschaftlich reflektiert. Sexualerziehung meint die entsprechende Praxis" (Sielert 1996, S. 11).

> **Frage**
> Gibt es eine gesetzliche Grundlage für moderne Sexualpädagogik?

Sexualpädagogik wollte und will sich nach dieser Definition zu einem diskriminierbaren Teilgebiet der Pädagogik/Erziehungswissenschaft entwickeln. Konsequent an dieser „Arbeitsteilung" zwischen Sexualpädagogik und Sexualerziehung orientieren sich bereits Forschungsarbeiten und Veröffentlichungen einiger älterer Pädagogen, vor allem von Norbert Kluge, der schon seit langem den Standpunkt vertritt: „Sexualpädagogik bedeutet die Theorie, Lehre und Erforschung der Sexualerziehung" (1984, S. 9). Folgerichtig müssten sich wissenschaftlich arbeitende Sexualpädagogen anerkannter wissenschaftlicher Methoden bedienen, vor allem empirischer (wie z. B. Glück et al. 1990), hermeneutischer (wie z. B. Maskus 1979) und ideologiekritischer (wie z. B. Koch 1975). Daraus können sich dann Konsequenzen für sexualerzieherisches Handeln ergeben. Traditionell wissenschaftlich arbeitende Sexualpädagogen enthalten sich aber weitgehend praktischer Umsetzungsvorschläge.

So konsequent sieht Uwe Sielert demgegenüber die Sache nicht, wenn er behauptet: „Mit dem Jahr 1992 schreibt erstmalig in der Geschichte der Bundesrepublik ein Bundesgesetz Sexualpädagogik fest: das ‚Gesetz über Aufklärung, Verhütung, Familienplanung und Beratung (SFGH)'" (Sielert 2015a, S. 13). SFHG ist die Abkürzung für das Schwangeren- und Familienhilfegesetz. In diesem Gesetz kommt der Begriff Sexualpädagogik aber gar nicht vor, und auch in der Neufassung des Gesetzes 1995 mit dem Titel „Gesetz zur Vermeidung und Bewältigung von Schwangerschaftskonflikten" (SchKG) gibt es den Begriff nicht.

Im Gesetz ist nur die Rede von Sexualaufklärung im Rahmen von Gesundheitserziehung: „Die für gesundheitliche Aufklärung und Gesundheitserziehung zuständige Bundeszentrale für gesundheitliche Aufklärung erstellt unter Beteiligung der Länder und in Zusammenarbeit mit Vertretern der Familienberatungseinrichtungen aller Träger zum Zwecke der gesundheitlichen Vorsorge und der Vermeidung und Lösung von Schwangerschaftskonflikten Konzepte zur Sexualaufklärung, jeweils abgestimmt auf die verschiedenen Alters- und Personengruppen" (zitiert nach Bundesgesetzblatt 1992 Teil 1, S. 1398).

Das entspricht auch der grundsätzlichen Aufgabe der BZgA, die im Prinzip zum Geschäftsbereich des Bundesministeriums für Gesundheit gehört. Ihre Aufgabe ist es, „die Bereitschaft der Bürger zu fördern, sich verantwortungsbewusst und gesundheitsgerecht zu verhalten und das Gesundheitssystem sachgerecht zu nutzen".[4] Die Abteilung für Sexualaufklärung, Verhütung und Familienplanung ist bemerkenswerterweise seit der Gründung 1993 dem Geschäftsbereich des Bundesfamilienministeriums zugeordnet, was innerhalb der BZgA durchaus zu unterschiedlichen Herangehensweisen beim Thema Sexualerziehung führen kann. Die BZgA ist bei Verwendung ihrer Gelder und bei der Veröffentlichung von Material im Bereich Sexualaufklärung vom Placet des Familienministeriums mit wechselnder politischer Ausrichtung abhängig.

Uwe Sielert, einige Zeit Mitarbeiter bei der BZgA, meinte (1996), dass in dem oben zitierten Gesetz der Begriff Aufklärung nur aus „pragmatischen Gründen" in Anpassung an den Namen der Bundeszentrale benutzt wurde, und wählt als Überschrift seines diesbezüglichen Artikels die Wortkombination „Sexualaufklärung/Sexualpädagogik" (Sielert 1996, S. 11).

Mit dieser Umetikettierung kann man natürlich behaupten, Sexualpädagogik sei ein gesetzlicher Auftrag, und zwar an die BZgA – mit weitreichenden Folgen, zu der sich keine Alternative entwickeln konnte.

1.7.2 Sexualpädagogik in der Praxis

Tatsächlich werden dann in vielen Veröffentlichungen der Folgejahre die Grenzen zwischen Aufklärung, Erziehung und Sexualpädagogik verwischt. Das Buch *lieben kuscheln schmusen* der pro familia NRW (Kleinschmidt u. a.1994) z. B. ist zwar in der „Sexualpädagogischen Reihe" für Kitas erschienen, ist aber vor allem ein Praxisbuch mit konkreten Hilfen für den Umgang mit kindlicher Sexualität im Vorschulalter. Es sind methodische Vorschläge, in denen es im Sinne proaktiv sexualisierender Sexualpädagogik bzw. Sexualerziehung vor allem um die Schaffung – nicht nur Nutzung – von Situationen geht, in denen sexualerzieherisch Einfluss auf die Kinder genommen werden kann und soll. Dabei spielen das Unbekleidetsein der Kinder und ihre körperlichen Kontakte untereinander eine offenbar unverzichtbare Rolle. Beim Thema „Sinnesschulung" sollen Kinder z. B. beim Spiel „Hmm, riechst du lecker! – Du stinkst!" (S. 84) hintereinander her

---

[4]Wikipedia; zugegriffen: April 2017.

krabbeln und u. a. am unbekleideten Popo anderer Kinder riechen. Beim Spiel „Igitt – wie schön" (S. 82), das der „Köperaufklärung" dienen soll, sollen sich die unbekleideten Kinder gegenseitig bemalen bzw. beschmieren und dann fotografieren (Kap. 2). Auch das aktuelle Buch aus dem Umfeld von Uwe Sielert, *Sexualpädagogik der Vielfalt* (Tuider et al. 2012), enthält schwerpunktmäßig vor allem praktische Vorschläge für die Gruppenarbeit mit Kindern und Jugendlichen und wenig wissenschaftlichen Hintergrund.

In dem Buch *Sexualpädagogik in der Schule* (1998) von Valtl, wissenschaftlicher Beirat des isp, werden ebenfalls zahlreiche praktische Übungen angeboten, so z. B. „Die besten Tipps zur Anmache" (S. 105, 106) und „Warming-ups" mit viel Körperkontakt für alle Jahrgänge (S. 69–72). Valtl zieht ausdrücklich keine Grenze zwischen Theorie und Praxis: „Mein Arbeitsgebiet heißt ‚Sexualpädagogik', die ich verstehe als Theorie und Praxis der Sexualerziehung" (1996, S. 12). Mit dieser Definition von Sexualpädagogik erübrigt sich jede Kritik an fehlendem wissenschaftlichem Hintergrund in sexualpädagogischer Literatur.

Eine Schlüsselrolle in dieser „Gemengelage" spielt die BZgA nach der Gründung der Abteilung für Sexualaufklärung, Verhütung und Familienplanung. Zahlreiche Facetten der wissenschaftlichen Sexualpädagogik (vor allem durch Forschungsaufträge), der Sexualaufklärung (durch Broschüren, Filme und Internetangebote) und der Sexualerziehung werden bedient bis hin zu Ratgebern für junge Eltern. In der – inzwischen aus dem Verkehr gezogenen – zweiteiligen Broschüre *Körper, Liebe, Doktorspiele* (Philipps o. J.) werden Eltern z. B. konkrete Ratschläge zum „zärtlichen" Umgang mit den Geschlechtsorganen ihrer Kleinkinder gegeben. Der Zusammenhang zum oben zitierten gesetzlichen Auftrag („Vermeidung und Lösung von Schwangerschaftskonflikten") ist unklar. Man kann sogar die Frage stellen, ob hier nicht Gelder zweckentfremdet eingesetzt werden für Themen und Ziele, die keinem demokratischen Entscheidungsprozess oder öffentlichen wissenschaftlichen Diskurs unterworfen waren.

Frage
Wie kam die moderne Sexualpädagogik in die Schule?

In diesem Zusammenhang ist auch eine andere Formulierung von Uwe Sielert aufschlussreich. Er sagt an mehreren Stellen seiner Veröffentlichungen, dass er im Auftrag des Familienministeriums „neue Materialien für die Sexualpädagogik in Jugendarbeit und Schule" erarbeitet habe (u. a. Sielert

2015a, S. 17). Das stimmt so nicht; denn das Modellprojekt, dessen Leitung Uwe Sielert von 1986–1988 hatte, hieß „Erarbeitung und Erprobung sexualpädagogischer Arbeitshilfen für die Jugendverbandsarbeit".[5] Als das Material vom damaligen Familienministerium nicht veröffentlicht wurde, sondern von einem Verlag, wurde es mit dem Titel belegt *Sexualpädagogische Materialien für die Jugendarbeit in Freizeit und Schule* (Sielert und Keil 1993). Da die Arbeit zum Thema Sexualität in der außerschulischen Jugendarbeit mit Sicherheit anders gestaltet wird bzw. gestaltet werden kann als in der Schule, war und ist diese Art „Sexualpädagogik" in der Schule umstritten (Etschenberg 2000b). Unabhängig von den offiziellen und öffentlich zugänglichen Vorgaben der Kultusbehörden und von Absprachen mit Eltern wurden eigene Ziele und Methoden entwickelt und später weiterentwickelt und ohne wirkliche Kontrollmöglichkeit über eigens ausgebildete externe „Sexperten" (Martin 2015) in Schulen hineingetragen.

Die m. E. nicht korrekte Behauptung, die BZgA, die ihre Materialien auch an Schulen meist kostenlos verbreitet, habe einen staatlichen Auftrag zur „Sexualpädagogik" allgemein, und das Material von Sielert und Keil sei im Auftrag eines Bundesministeriums für die Schule entwickelt worden, vermittelt Eltern und Lehrern den misszuverstehenden Eindruck von der Legitimation der modernen Sexualpädagogik in der Schule.

Anzumerken ist noch: Bei von Externen gestalteten Veranstaltungen zur Sexualpädagogik soll in der Regel die verantwortliche Lehrperson den Klassenraum verlassen. Auch das ist umstritten.

1.8 Was ist das Besondere an einer Sexualaufklärung und Sexualerziehung, die als Sexualisation eingebettet ist in moderne Sexualpädagogik?

Sexualisation und sexuelle Bildung vs. Sozialisation und Sexualbildung

Anstelle von sexueller Sozialisation oder Sexualerziehung werden aktuell in der Sexualpädagogik auch die Begriffe „Sexualisation" (Sielert 2005, S. 15) und „sexuelle Bildung" (Schmidt und Sielert 2008) benutzt. An diesen Begriffen kann das Besondere der Sexualpädagogik, wie sie derzeit mehrheitlich von

---
[5]www.sozialpädagogik.uni-kiel; zugegriffen: Mai 2017.

pro familia, der BZgA und dem Umfeld des isp vertreten wird, deutlich werden. Es geht nicht schwerpunktmäßig um „sexuelle Sozialisation" das „sozial" Werden und „sozial" Machen von Kindern als Sexualwesen, sondern um ihr „sexuell" Werden und „sexuell" Machen, von dem Helmut Kentler (1928–2008), ein Begründer dieser Pädagogik, sagt: „Durch die Selbstbefriedigung werden unsere Kinder also eigentlich erst zu Sexualwesen" (Kentler 1976, S. 105), obgleich klar sein müsste, dass jedes Kind auch ohne Selbstbefriedigung ein Sexualwesen von Geburt an ist. So aber wird pädagogisch legitimiert, infantilsexuelles Handeln zu fördern.

> **Frage**
> Wie viel sexuelle Anregung braucht ein Kind?

In Konsequenz und Weiterführung des Kentlerschen Konzepts durch Uwe Sielert und Kollegen und Kolleginnen aus seiner sexualpädagogischen „Schule" wird das gezielte Wecken von Interesse bei Kindern an sexuellen Vorgängen einschließlich Erwachsenensexualität und deren wertungsfreie Zurkenntnisnahme befürwortet. Die Förderung sexueller Handlungen an sich („Selbstbefriedigung") und mit anderen (vor allem bei „Doktorspielen") wird als unverzichtbarer Beitrag zu einer günstigen frühkindlichen sexuellen Entwicklung propagiert. Ohne wissenschaftliche Fundierung wird unterstellt, dass spielerischer lustvoller Umgang mit dem eigenen Körper und die Neugier auf Körper anderer authentischer Ausdruck der „Sexualität" von Kindern sind (Kap. 4). Dieses infantilsexuelle Verhalten soll nicht nur affirmativ, also bejahend und sexualfreundlich begleitet werden, wie es seit vielen Jahren von den meisten Eltern und Pädagogen gewünscht und praktiziert wird, wenn es spontan vom Kind geäußert wird, sondern müsse zum Wohle des Kindes durch Erwachsene angeregt werden (Kap. 3).

Charakteristisch für die unterschiedliche Herangehensweise an infantilsexuelles Verhalten sind die beiden folgenden Abbildungen aus Aufklärungsbüchern für Kinder. Beide zeigen im Prinzip, dass sich ein kleiner Junge am Strand mit seinen Geschlechtsorganen beschäftigt. Abb. 1.9 stammt aus dem Buch von Schneider und Rieger, *Woher die kleinen Kinder kommen* (1995, S. 17). Dass sich der Junge am Strand mit seinen Geschlechtsorganen befasst, wird akzeptiert, dem kindlichen und erwachsenen Betrachter wird aber darüber hinaus auch deutlich gemacht, dass der Junge Wert auf eine Intimsphäre legt. Nur er selbst sieht, was er sehen möchte, weil er sich „abschirmt". Kinder, die dieses Bild sehen, erfahren also zwei Botschaften: Sich Erkunden ist ok, aber es ist „Privatsache".

1 Sexualerziehung von A wie Aufklärung bis S wie Sexualisation

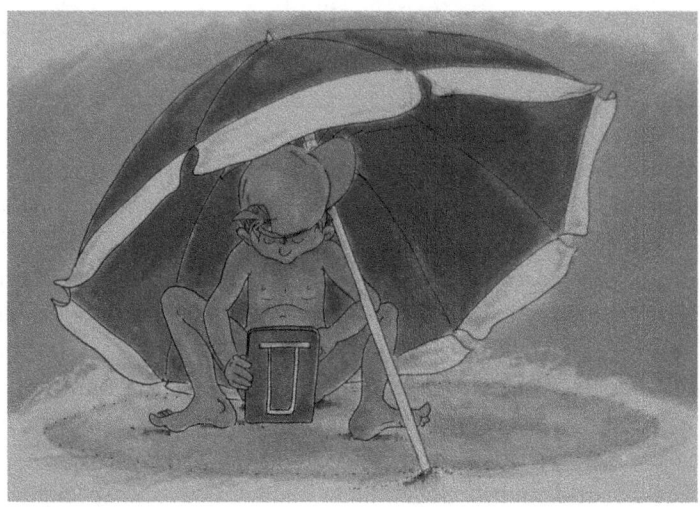

Abb. 1.9 Ein Junge erkundet seinen Körper und schirmt sich ab. (Aus Schneider und Rieger 1995, S 17; Zitatrecht)

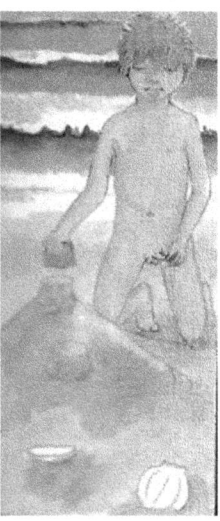

Abb. 1.10 Ein Junge beschäftigt sich ohne Scheu öffentlich mit seinem Penis. (Aus Herrath und Sielert 1991, S 11; Zitatrecht)

Anders sieht es beim Bildmaterial in dem Aufklärungsbuch von Herrath und Sielert *Lisa und Jan* aus (1991, S. 12, Abb. 1.10).

Hier kann der Betrachter dem Kind zusehen. Das Kind unternimmt offenbar keinen Versuch, sich vor fremden Blicken abzuschirmen, und derjenige, der das Bild gezeichnet hat, sah auch keine Veranlassung, das Kind vor den Blicken anderer zu schützen – auch nicht vor den Blicken der kindlichen und erwachsenen Leserschaft. Hier erfährt das Kind das Gleiche wie zu Abb. 1.9: Das, was der Junge macht, ist ok. Zugleich erfährt es: Es ist auch ok, dass er es anderen – nämlich anderen am Strand und den Betrachtern des Bildes – zeigt. Es passt zu der Botschaft: „Zeig mal und genier dich nicht!" (Kap. 2). Erwachsene – das Buch ist für Kinder und ihre Eltern geschrieben und gemalt – werden ermuntert, ihre Kinder in diesem Sinne zu fördern, schließlich wird dieses Verhalten in einem sexualpädagogisch konzipierten Aufklärungsbuch als „normal" dargestellt. Optimal wäre eine Darstellung von mehreren Kindern am Strand, die sich bezüglich „Schamhaftigkeit" unterschiedlich verhalten, und die so dem kindlichen und erwachsenen Betrachter Anlass zum Nachdenken und zum Gespräch werden könnte.

Für ältere Kinder und Jugendliche werden durch spezielle „sexualpädagogische" Methoden, die ursprünglich für die außerschulische Jugendarbeit und für Selbsterfahrungsgruppen entwickelt wurden, Situationen geschaffen, die nicht nur im Sinne von Aufklärung, Auseinandersetzung, Orientierung und Erziehung nutzbar, sondern erotisch-sexuell anregend sind, wie z. B. die Geschichte von Cem und Jasmina aus dem Buch *Sexualpädagogik der Vielfalt* (Tuider et al. 2012, S. 175), die zu Beginn dieses Kapitels geschildert wird. Außerdem werden sie in mehreren Übungen angehalten, ihre eigene Sexualität öffentlich, d. h., in der Gruppe und vor der Gruppenleitung zur Sprache zu bringen – Botschaft: „Lass alle alles wissen!" (Kap. 2).

Dabei gibt es keinerlei Beweis dafür, dass eine solche proaktiv sexualisierende Herangehensweise, bei der vom Säuglingsalter an körperlich stimulierende, erotisierende und sexualisierende Impulse durch Erwachsene für Kinder arrangiert werden, Menschen auf Dauer „glücklicher" und lebenstüchtiger macht. Dahinter steht eine Vision, eine Utopie, die auf mich wirkt wie ein Wegweiser, der auf ein Ziel zeigt, das im Nebel liegt.

> **Frage**
> Braucht Entdiskriminierung eine sexualisierende Sexualerziehung?

Ebenso wenig ist erwiesen, dass diese Art der Sexualerziehung/-pädagogik dem aktuellen pädagogischen und politischen Ziel der Entdiskriminierung von sexuellen Minderheiten und der Geschlechtergerechtigkeit in besonders effektiver Weise dient bzw. die Akzeptanz sexueller Vielfalt fördert (vgl. Etschenberg 2017, S. 4). Möglicherweise wirken „drastische" Maßnahmen, wie sie in dem bereits zitierten Buch *Sexualpädagogik der Vielfalt* von Tuider et al. (2012) mit dem Ziel der Entdiskriminierung vorgeschlagen werden, sogar kontraproduktiv insbesondere bei Kindern und Jugendlichen aus anderen Kulturkreisen. Die angeblich positiven Zusammenhänge werden immer wieder von Vertretern und Vertreterinnen einer proaktiv sexualisierenden Sexualerziehung heraufbeschworen. Das erleichtert ihnen den Zugang zu Schule und Kita, wo diese Ziele derzeit verbindlich verfolgt werden sollen. Dabei wird immer wieder Unterstützung durch externe „Sexperten" angeboten, obgleich es für die Institutionen Schule und Kita angemessener wäre, wenn Lehrer und Lehrerinnen und Erzieher und Erzieherinnen (endlich) verbindlich für zeitgemäße kontinuierliche Sexualaufklärung und Sexualerziehung aus- und fortgebildet würden. Es müsste der Versuch gemacht werden, im Zusammenspiel von Sexualaufklärung, Sozial- und Sexualerziehung pädagogisch und politisch legitimierte Ziele, zu denen zweifelsfrei die Entdiskriminierung von Minderheiten und Benachteiligten gehört, zu erreichen ohne (absehbare oder beabsichtigte) sexualisierende Nebeneffekte bei Kindern..

Nach meiner Einschätzung ist es symptomatisch für die unklaren Ziele der „Sexualpädagogik der Vielfalt", dass es eine Übung in dem gleichnamigen Buch gibt mit dem Titel „Der intersektionelle Junge" (S. 108, 109), aber dass weder der Gruppenleitung noch den Jugendlichen erklärt wird, was „intersektionell" bedeutet. Auch wird nicht klar, was die geschilderten vier Jugendlichen mit einem „intersektionellen Jungen" zu tun haben und zwingend eine „Mehrfachdiskriminierung" auslösen könnten. Hierfür müsste eine Person mehrere Merkmale aufweisen, die in unserer Gesellschaft Anlass für ungleichwertige Behandlung sind (u. a. Geschlecht, Rasse, sexuelle Orientierung, Behinderung, Alter)[6]. Stattdessen wird die Aufmerksamkeit gelenkt auf die „Identitätsstichworte" bzw. Merkmale „häufige vorzeitige Samenergüsse", Besitz „vieler Pornos auf dem Rechner", Vorliebe für „One-Night-Stands" und bisexuelles Verhalten („steht auf Jungs und Mädchen"), und in der Zielbeschreibung heißt es: „Die Jugendlichen sollen sich vielfältige Sexualitäten, Identitäten und Lebensformen vorstellen und diese beschreiben" und „in ihrer Gleichwertigkeit anerkennen". Es gibt noch nicht einmal einen Literaturhinweis auf das sozialpolitisch und sozialpädagogisch hochkomplexe Problem der intersektionellen Diskriminierung, und ich empfinde die Überschrift der Übung als Etikettenschwindel.

---

[6]vgl. Wikipedia „Intersektionalität"; zugegriffen: August 2018.

Oder sollen sich Jugendliche aus der Kombination der Merkmale von Paul (16 Jahre) „katholisch" und „hat häufig vorzeitige Samenergüsse" selbstständig und der Bedeutung des Begriffs angemessen herleiten, was ein „intersektioneller Junge" ist?

> **Frage**
> Was irritiert an dem Begriff „sexuelle Bildung"?

Dass der Bildungsbegriff bei Sexualaufklärung und -erziehung ins Spiel gebracht wird, ist wohl begründet. Menschen entwickeln sich in Wissen und Wollen auch zum Thema Sexualität ihr Leben lang weiter und unterliegen dabei in der Regel keinen Erziehungsprozessen mehr, die vor allem für Kinder und Jugendliche gedacht sind. Erwachsene bauen ihre in der Kindheit grundgelegte auf Sexualität bezogene Bildung wie bei Umwelt, Gesundheit oder Politik durch lebenslanges Lernen aus. Es verwundert aber, dass der Bildungsbegriff in der Sexualpädagogik nicht analog zu anderen Begriffen konstruiert wird: Die Begriffe Sexualwissenschaft, Sexualkunde, Sexualtherapie, Sexualerziehung u. v. a. m. hätten eigentlich durch den Begriff „Sexualbildung" ergänzt werden können. So muss es seine Gründe haben, dass die Sexualpädagogik lieber von „sexueller Bildung" spricht.

„Sexualbildung", ein Begriff, der in der Biologiedidaktik analog zur Umwelt- und Gesundheitsbildung benutzt wird (vgl. Etschenberg 2016, S. 157 ff.), unterscheidet sich von „sexueller Bildung": Bei der einen Wortkombination wird sowohl der Prozess eines auf Sexualität bezogenen Lernens als auch und vor allem der Zustand, das inhaltliche Ergebnis eines lebenslangen Lernprozesses benannt, das auf unterschiedliche Weise (zum Teil auch ohne sexuelles Handeln) zustande kommen kann und soll; auch z. B. das Lesen einschlägiger Literatur, die Beschäftigung mit historischen Entwicklungen usw. fördern „Sexualbildung".

Bei der Wortkombination „sexuelle Bildung" liegt der Fokus eher auf dem Prozess des Lernens, also auf dem Wie, das durch das Adjektiv bzw. das Adverb „sexuell" charakterisiert wird. Bildung als Ergebnis kann nicht „sexuell", sondern nur „auf Sexualität bezogen" sein. Sexuelle Bildung ist also nahezu identisch mit dem Begriff Sexualisation, der auch einen Prozess benennt.

Immer wieder kommt die Frage auf, welchen Zweck diese Art der Sexualpädagogik mit „Sexualisation" und „sexueller Bildung" letztendlich verfolgt und wem sie nützt (vgl. Etschenberg 2017). Sielert bringt das, was „sexuelle Bildung" zu einem „Wert an sich" werden lässt, u. a. durch die Formulierung auf den Punkt: „Das Empfinden differenziert sich, und die Bereitschaft, auch sexuell auf Umweltreize zu reagieren, nimmt zu" (Sielert 2015b, S. 14). Welche Umweltreize sind hier gemeint, etwa auch solche, die vom „Sender", z. B. von Kindern, von alten oder hilfsbedürftigen oder einfach nur sexuell uninteressierten Menschen gar nicht „sexuell" gemeint sind? Bringt man das zusammen mit den von Sielert immer wieder genannten Ausdrucksformen von Sexualität, die „von der Lust über Sinnlichkeit, Erotik, Zärtlichkeit, das schwärmerische Begehren, bis zur Fürsorglichkeit und Geborgenheit" (Sielert 1995, S. 82) reichen, dann entsteht der Eindruck, dass letztendlich jedwede zwischenmenschliche Begegnung, auch die „fürsorgliche", Geborgenheit verheißende, von einem „sexuell gebildeten" Menschen (auch) „sexuell" empfunden werden kann oder soll. Hier wird meines Erachtens nicht berücksichtigt, dass es Jungen und Mädchen, Männer und Frauen gibt, die grundsätzlich oder in Abhängigkeit von einer aktuellen Situation erleichtert sind, wenn sie in ihrer Umwelt vor sexuellen Reaktionen sicher sind.

1.9 Warum ist Sexualerziehung so schwer zu durchschauen?

Fehlende Transparenz verunsichert

Je nach Begriff, den Akteure bevorzugen für den Einfluss, den sie in Kindheit und Jugendzeit, in Kita und Schule auf das Sexualverhalten junger Menschen ausüben oder ausüben wollen, ist mit sehr unterschiedlichen Schwerpunktsetzungen und Methoden zu rechnen. Ich erinnere an das Beispiel „Monatsblutung" zu Beginn des Artikels. Mitunter wird durch einen Begriff das eigentlich Gemeinte auch kaschiert.

Für Eltern müsste durchschaubar werden, welcher Art von Sexualerziehung sie ihre Kinder in Kita und Schule „ausliefern": einem Vorgehen, das sich eher der Aufklärung, Sexualbildung und einer sexualfreundlich-affirmativen, Wertorientierung anbietenden Begleitung verpflichtet sieht, oder einer Sexualerziehung, die nach einem proaktiv sexualisierenden sexualpädagogischen Konzept arbeitet.

Diese Transparenz ist m. E. derzeit nicht gegeben. Ein aktuelles Beispiel für die beklagenswerte Intransparenz sind die *Standards für die Sexualaufklärung in Europa* (BZgA 2011). Unter dem Begriff „ganzheitliche Sexualaufklärung" wird das, was man gemeinhin als Sexualerziehung unter Einbeziehung von Sexualaufklärung bezeichnen würde, vom Säuglingsalter an aufgelistet. Der Begriff Aufklärung, der „in der Regel die Information über Fakten und Zusammenhänge zu allen Themen menschlicher Sexualität bezeichnet" (Sielert 2008, S. 39), wird in der Broschüre unhinterfragt auf drei Verhaltensbereiche angewendet: „Information – Auskunft geben über", „Fähigkeiten – Kindern ermöglichen" und „Einstellung – Bei der Entwicklung helfen". Damit wird eindeutig die Grenze von der Sexualaufklärung zur Sexualerziehung überschritten, ohne dass dies dem Titel nach vermutet werden kann. Intransparenz ist dem Material auch deshalb vorzuwerfen, weil in der Literaturliste als „Wissenschaftlichen Literatur" (S. 58 ff.) mehrheitlich Werke aufgeführt sind, die nicht in deutscher Sprache abgefasst sind und es den Lesern schwer machen zu durchschauen, auf welcher wissenschaftlich-theoretischen Basis die Standards entwickelt wurden (Kap. 4).

Nicht beantwortet wird hier die anfangs aufgeworfene Frage: „Was wäre eigentlich kritikwürdig an ‚Sexualisierung', wenn sie denn im Rahmen von Sexualerziehung stattfindet bzw. stattfinden soll?" Diese Frage kann derzeit eigentlich keiner überzeugend bzw. ohne weltanschauliche Vorannahmen beantworten. Sie ist aber zu reflektieren vor dem Hintergrund: Durch nichts ist bewiesen, dass Menschen durch eine proaktiv sexualisierende Sexualerziehung, also durch gezielt geförderte Sexualisation von frühester Kindheit an im Laufe ihres Lebens profitieren. Profitieren können aber all die Erwachsenen, die – aus welchem Grund auch immer – Interesse daran haben, Kinder (auch) als Sexualwesen (endlich) wie „kleine Erwachsene" behandeln zu dürfen. Viel an Rücksichtnahme auf Kinder würde u. a. seitens der Wirtschaft, des Kulturbetriebs und der Medien wegfallen können, und viel zusätzlicher Einsatz von Sexualpädagogen würde sehr wahrscheinlich nachgefragt (vgl. Etschenberg 2017).

Fazit

Sexualerziehung ist ein uneindeutiger Begriff. Er kann zwar theoretisch definiert werden als intentionale Sozialisation, aber bei der praktischen Umsetzung in Kita und Schule bleibt für die Interpretation durch die Akteure viel Spielraum. Es ist oft nicht leicht zu durchschauen, was – über die in Richtlinien und Lehrplänen offengelegten Ziele und Themen hinaus – in der institutionalisierten Sexualerziehung bewirkt wird oder bewirkt werden soll. Vielleicht ist das gut so, damit sich Sexualität vielfältig individuell und unreglementiert entwickeln kann. Skeptiker sehen in diesem Freiraum die Gefahr, dass er von idealistisch-ideologisch oder anders motivierten Akteuren besetzt werden kann. Trotz dieser Besorgnis sollte aber niemand ernsthaft in Frage stellen, dass es in Kita und Schule Sexualaufklärung und -erziehung geben muss – es stellt sich nur die Frage: Wie?

Literatur

Boßbach C, Raffauf E, Dürr G (1998) Mama, wie bin ich in deinen Bauch gekommen? Augsburg
Bundesgesetzblatt Teil 1, 1, 27. Juli (1992) Schwangeren- und Familienhilfegesetz
Bundeszentrale für gesundheitliche Aufklärung (BZgA) (Hrsg) (2011) Standards für die Sexualaufklärung in Europa. BZgA, Köln
Bundeszentrale für gesundheitliche Aufklärung (BZgA) (Hrsg) (1969) Sexualkunde-Atlas. BZgA, Opladen
Etschenberg K (2000a) Sexualerziehung in der Grundschule. Berlin
Etschenberg K (2000b) Erziehung zu Lust und Liebe. PÄD Forum 3:180–183. www.etschenberg.org\Sexualerziehung. Zugegriffen: 1. Nov. 2017
Etschenberg K (2006) Die weibliche Brust – Gesunde Vielfalt, Geschäft mit dem „Ideal". Unterrichtsmodell für die Sek. I.: Unterricht Biologie 30(313):19–23
Etschenberg K (2016) Sexualbildung. In: Gropengießer H, Harms U, Kattmann U (Hrsg) Fachdidaktik Biologie, 10. Aufl., S 157 ff. Hallbergmoos
Etschenberg K (2017) Proaktiv sexualisierende Sexualerziehung – cui bono? www.etschenberg.org\Sexualerziehung
Forel A (1917) Die sexuelle Frage. München
Förster FW (1913) Sexualethik und Sexualpädagogik. Zürich
Gernert J (2010) Generation Porno. Köln
Glück G, Scholten A, Strötges G (1990) Heiße Eisen in der Sexualerziehung. Weinheim
Haug K (1951) Naturkundliche Arbeitshefte – Der Mensch. Stuttgart
Herrath F, Sielert U (1991) Lisa und Jan – ein Aufklärungsbuch für Kinder und ihre Eltern. Weinheim
Hilgers A (1995) Richtlinien und Lehrpläne zur Sexualerziehung. BZgA, Köln
Hodann M (1924) Bub und Mädel. Gespräche unter Kameraden über die Geschlechterfrage. Leipzig
Kentler H (1976) Eltern lernen Sexualerziehung. Reinbek
Kleinschmidt L, Martin B, Seibel A (1994) lieben kuscheln schmusen, 2. Aufl. pro familia NRW, Münster
Kluge N (1976) Sexualerziehung als Unterrichtsprinzip. Darmstadt
Kluge N (1984) Handbuch der Sexualpädagogik, Bd. 1. Düsseldorf
Kluge N (1985) Sexualerziehung statt Sexualaufklärung. Frankfurt
Koch F (1975) Sexualpädagogik und politische Erziehung. München
Kultusminister NRW (Hrsg) (1974) Richtlinien für die Sexualerziehung in den Schulen des Landes Nordrhein-Westfalen. Köln
Martin B (2015) Sexperten unterwegs. Sozialmagazin 40(1–2):60–65
Maskus R (1979) 20 Beiträge zur Sexual- bzw. Geschlechtserziehung. St. Augustin
Neidhart M (1918) Das Schwesterchen. München
Philipps IM (o. J.) Körper, Liebe, Doktorspiele. BZgA, Köln
Ruthe R (Hrsg) (1967) Geschlechtererziehung wie macht man das? Wuppertal

Schmidt RB, Sielert U (Hrsg) (2008) Handbuch Sexualpädagogik und sexuelle Bildung. Weinheim
Schneider S, Rieger B (1995) Woher die kleinen Kinder kommen. Ravensburg
Schoenichen W (1914) Methodik und Technik des naturgeschichtlichen Unterrichts. Leipzig
Sielert U (1995) Die erotischen Gravitationsverhältnisse im pädagogischen Alltag. Der pädagogische Blick 2:79–87
Sielert U (1996) Sexualaufklärung/Sexualpädagogik. DGG-informationen 19(1–2):11
Sielert U (2005) Einführung in die Sexualpädagogik. Weinheim
Sielert U (2008) Sexualpädagogik und Sexualerziehung in Theorie und Praxis. In: Schmidt RB, Sielert U (Hrsg) Handbuch Sexualpädagogik und sexuelle Bildung. Weinheim
Sielert U (2012) Gender Mainstreaming im Kontext einer Sexualpädagogik der Vielfalt. In: BZgA (Hrsg) Forum online – Sexualaufklärung, Verhütung und Familienplanung 2012. https://forum.sexualaufklaerung.de/index.php?docid=667. Zugegriffen: 15. März 2017
Sielert U (2015a) Einführung in die Sexualpädagogik, 2. Aufl. Weinheim
Sielert U (2015b) Vom Repressionsdiskurs zur sexuellen Bildung. Sozialmagazin 40(1–2):6–15
Sielert U, Keil S (Hrsg) (1993) Sexualpädagogische Materialien für die Jugendarbeit in Freizeit und Schule. Weinheim
Staeck L (Hrsg) (2002) Die Fundgrube zur Sexualerziehung. Berlin
Tuider E, Müller M, Timmermanns S, Bruns-Bachmann P, Koppermann C (2012) Sexualpädagogik der Vielfalt, 2. Aufl. Weinheim
Valtl K (1996) Sexualaufklärung – Problem mit einem Begriff. DGG-informationen 19(1–2):12
Valtl K (1998) Sexualpädagogik in der Schule. Weinheim

2

Sex sells – und Sexualpädagogik wird zur Gedeihhilfe für die Chimäre zwischen goldenem Kalb und Goldesel

Gibt es einen Zusammenhang zwischen Wirtschaftsinteressen („Sex sells") und aktuellen Strömungen in Sexualpädagogik und Sexualerziehung?

2.1 Was haben Wirtschaftsinteressen mit Sexualerziehung zu tun?

Jungen und Mädchen sind immer auch Kinder ihrer Zeit

Mädchen und Jungen sind nicht nur Kinder ihrer Eltern, sondern auch Kinder ihrer Zeit. Das ist eine alte Weisheit, die Eltern einerseits entlastet, weil ihre private, ganz persönliche Verantwortlichkeit für den Werdegang ihrer Kinder relativiert wird, die sie aber auch traurig und wütend machen kann. Sie investieren Lebenszeit, Geld und zum Teil auch eigene Lebenschancen in die Versorgung und Ausbildung ihres Nachwuchses und müssen mit ansehen, wie anders als erwartet diese sich mitunter entwickeln, weil gerade dieses oder jenes „in" ist und sie ihre Kinder dem nicht entziehen können. Politische Entscheidungen, gesellschaftliche Entwicklungen, Medien, Kita und Schule nehmen Eltern in zunehmendem Maße das „Zepter aus der Hand" und vermitteln ihnen mitunter das Gefühl, nur noch Erfüllungsgehilfen für externe Interessen zu sein.

> **Frage**
> Ist die Fragestellung für Eltern relevant?

Große Bedeutung messen viele Eltern der sexuellen Entwicklung ihres Kindes zu – zu Recht: Die Lebenserfahrung zeigt, dass die Zugehörigkeit zu einem Geschlecht, die Zufriedenheit mit dem eigenen Sexualleben einschließlich der sexuellen Beziehungen und der Umgang mit dem damit meist so oder so verbundenen Kinderwunsch von zentraler Bedeutung sind. Eltern haben diesbezüglich oft Hoffnungen und Visionen für ihre Kinder und versuchen diese umzusetzen. Da stoßen sie aber auf Grenzen; denn am Umgang der Bevölkerung und insbesondere der nachwachsenden Generation mit Sexualität haben viele in unserer Gesellschaft aus sehr unterschiedlichen Motiven ein Interesse und verfolgen dieses zum Teil machtvoll, erfolgreich, oft schwer durchschaubar und mit System.

Zu Recht interessieren Eltern sich auch dafür, wie Sexualerziehung bzw. Sexualpädagogik in Kita und Schule auf gesellschaftliche Entwicklungen und Einflüsse reagiert und wie Wechselwirkungen einzuschätzen sind. Werden gesellschaftliche Entwicklungen unterstützt und verstärkt oder werden Alternativen angeboten?

Ein Aspekt unter vielen möglichen wird im Folgenden behandelt. Es geht um die Frage, ob und wie das Interesse der Wirtschaft an der Darstellungsmöglichkeit von Sex, an der Instrumentalisierung von Sex in der Öffentlichkeit („Sex sells") sexualpädagogisch „begleitet" wird. Empfehlungen für die Erziehungspraxis können hierbei nur ansatzweise angesprochen werden: Auch Eltern sind „Kinder ihrer Zeit" und bewerten die hier vorgestellten Entwicklungen unterschiedlich. Die einen werden sagen, „Das ist ja alles abartig und tut unseren Kindern bestimmt nicht gut. Warum wehrt sich die Sexualpädagogik nicht?", die anderen werden sagen, „Was soll's, mir haben diese Entwicklungen nicht geschadet, also warum sollten sie nicht pädagogisch gefördert werden?" Dabei ist es leider kaum möglich, einen Schaden für eine kindliche psychosoziale oder -sexuelle Entwicklung als solchen objektiv zu erkennen. Diese Bewertung bleibt immer Erwachsenen überlassen, die oft sogar für ihre eigene Biografie nicht einschätzen können, was ihnen geschadet hat und wer aus ihnen geworden wäre, wenn es in der Erziehung anders gelaufen wäre.

Außerdem – und das sei hier ausdrücklich betont – hängt die Bewertung des Umgangs mit menschlicher Sexualität in hohem Maße vom Welt- und Menschenbild und der Interessenlage desjenigen ab, der die Bewertung vornimmt. Diese Aussage gilt auch für die meisten Aussagen der Sexualwissenschaft, selbst wenn diese auf Ergebnissen beruhen, die mit anerkannt wissenschaftlichen Methoden erarbeitet wurden – die Bewertung und die aus ihnen hergeleiteten Schlussfolgerungen für menschliches Verhalten haben immer „subjektive" Anteile. Welche Bewertung sich in einer demokratischen offenen Gesellschaft zumindest zeitweise durchsetzt und dominant wird, hängt dann einerseits von mehrheitlich getroffenen Entscheidungen (z. B. Gesetzen oder Richtlinien), andererseits von der medialen Verbreitung und Unterstützung und selbstverständlich von aktuellen Machtverhältnissen und finanziellen Ressourcen ab. Aus diesem Zusammenspiel ergibt sich das, was heutzutage „Mainstream" genannt wird.

Ein weiterer „subjektiv" geprägter Schritt ist der, offiziell und öffentlich benannten Zielen und Effekten eines Erziehungskonzeptes Nebeneffekte hinzudenken und in Kenntnis bisheriger Entwicklungen mögliche zukünftige Entwicklungen vorauszudenken.

So bleibt nur der Vorschlag an Eltern oder an Erziehung anders Beteiligte, sich mit dem Thema „Sex sells" auseinanderzusetzen und Jungen und Mädchen dazu anzuregen und zu unterstützen, sich in ihrem Sexualverhalten nicht nur an öffentlich dargestellten und wahrnehmbaren Impulsen und Trends zu orientieren. Diese sind einem steten Wandel unterworfen. Junge Menschen sollen ermutigt werden zu einem selbstbestimmten Umgang mit ihrer Sexualität, der zu ihrem persönlichen Welt- und Menschenbild und Lebensentwurf passt und der nur dann auch fremde Interessen bedient, wenn sie diese durchschaut haben und damit einverstanden sind.

2.2 Warum der Rückgriff auf zwei symbolträchtige Fabelwesen?

Goldesel und goldenes Kalb – Gestalten aus Märchen und Mythos, beim Thema Sex innig verbunden

Chimären mit deutlichen Anteilen aus mehreren Tieren verschiedener Arten sind ausgedachte Mischwesen, die es nur auf Abbildungen gibt, wie z. B. die Mischwesen des französischen Grafikers J.J. Grandville (1844, Abb. 2.1). Die neuerdings durch gentechnische Manipulationen an befruchteten Eizellen oder durch Pflanzenveredelung möglichen Chimären sind hier nicht gemeint. Hier geht es aber um ein Mischwesen, das es nach meiner Einschätzung wirklich gibt, wenn auch nicht real in der Natur, sondern als Phänomen in unserer Gesellschaft: eine Chimäre zwischen (goldenem) Kalb und (Gold-)Esel.

Beide „Tiere" haben sprichwörtliche und symbolische Bedeutung: Der „Goldesel" ist eine Figur aus dem Märchen der Gebrüder Grimm „Tischlein deck dich" – dieser Esel kann auf Befehl Golddukaten ausscheiden. Das „goldene Kalb" ist Symbol für jedweden Götzenkult. Aus dem Alten Testament

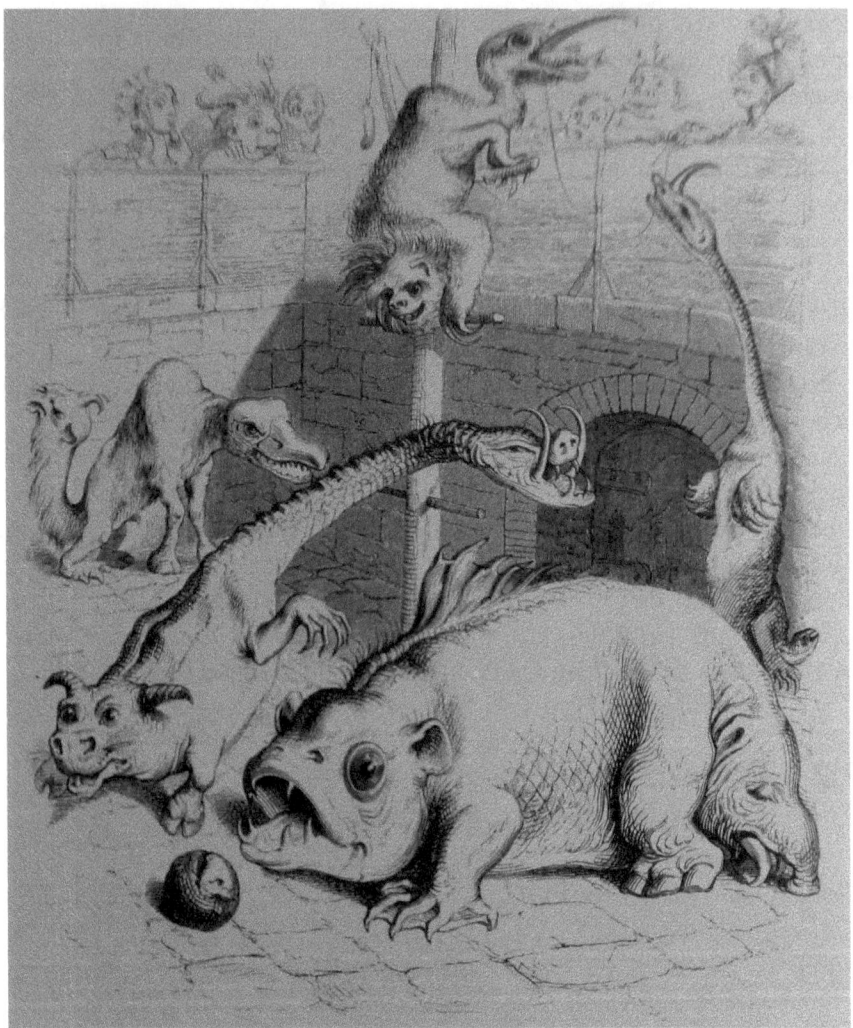

Abb. 2.1 Chimären von Grandville 1844. (Quelle: Wikimedia.org; gemeinfrei)

und dem Koran ist überliefert, dass die Israeliten nach dem Auszug aus Ägypten frustriert waren wegen der erlebten Gottesferne und der Abwesenheit von Moses und sie sich aus ihren Goldreserven ein Kalb gegossen haben (warum ein Kalb, ist unklar), das sie dann umtanzt und wie einen Gott verehrt haben.

Das Verbindende ist nicht nur das Gold (=Geld), sondern das Thema Sex (Abb. 2.2). Interessant ist, dass der (Gold-)Esel vom (goldenen) Kalb abhängig ist und beide von Sexualerziehung profitieren – oder auch nicht, kommt nämlich drauf an, von welcher.

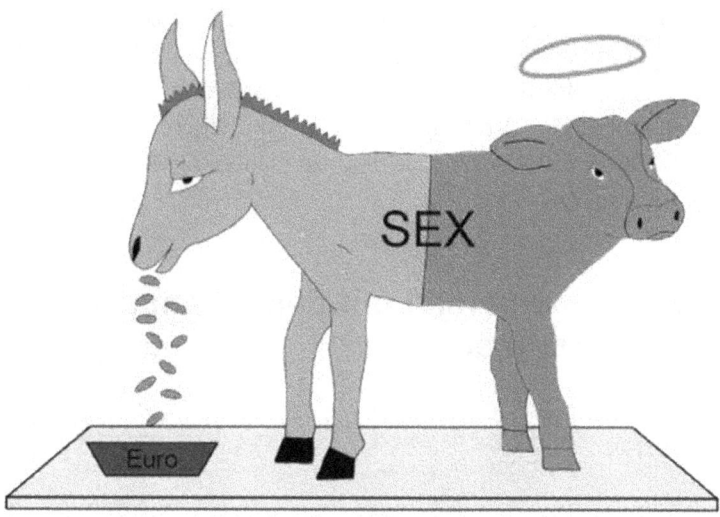

Abb. 2.2 Sex, Chimäre zwischen (Gold)Esel und (goldenem) Kalb. (Mit freundlicher Genehmigung von © K. Etschenberg 2019. All Rights Reserved)

2.3 Sex – welche Wortbedeutung ist hier gemeint?

Sex hat zwei Bedeutungen, beide haben etwas mit Fortpflanzung zu tun

„Sex" ist ein Wort mit mehreren Bedeutungen. Im deutschsprachigen Raum wird es oft zusammen mit dem Wort „haben" kombiniert. „Sex haben" ist gleichbedeutend mit sexuellem Handeln und meist auch mit „Geschlechtsverkehr" in allen Spielarten. Aus dem englischsprachigen Raum kommend meint „Sex" aber auch das biologisch-körperliche Geschlecht eines Menschen in Abgrenzung zu Gender, dem psychosozialen Geschlecht (Rolle und Zugehörigkeitsgefühl/Identität). Sex in dieser Bedeutung gibt es als männliche und weibliche Varianten mit typischen körperlichen Geschlechtsmerkmalen und als männlich-weibliche (intersexuelle) Zwischenstufen. Gender entzieht sich demgegenüber einer solchen Kategorisierung, weil sich Rolle und Identität weitgehend unabhängig vom biologischen Geschlecht im Laufe des Lebens in vielfältiger Ausprägung entwickeln und oft auch verändern.

In beiden Bedeutungen hat Sex mit Fortpflanzung zu tun: Eizellen müssen in Eierstöcken eines biologisch weiblichen und Samenzellen in Hoden eines biologisch männlichen Menschen produziert werden und dann beim Sex-Haben zusammentreffen. Wer mit wem Sex haben will, hängt in den meisten Fällen mit körperlich-sexueller Attraktivität zusammen, die aber keineswegs nur zwischen (biologisch) verschiedengeschlechtlichen Menschen wirksam ist. Diese Tatsache und die Tatsache, dass das Zusammentreffen der Keimzellen heutzutage durch medizinische Hilfe auch ohne sexuelles Handeln gelingt, ändert nichts an dem ursprünglichen Zusammenhang von Sex und Fortpflanzung.

2.4 Warum kann man mit dem Thema Sex Geschäfte machen?

Sex sells – Sex verkauft sich, zahlt sich aus, weil er (meist) mit guten Gefühlen assoziiert wird

Nun hat Sex nicht nur etwas mit Fortpflanzung zu tun, sondern auch mit Lust. Die ist dem Menschen sozusagen als Beigabe der Natur beim Sex vergönnt (Abschn. 3.5). So ist er motiviert, das zu tun, was zum mitunter beschwerlichen Kinder-Kriegen und Kinder-Haben nötig ist und was ihm auch völlig unabhängig von einem Kinderwunsch Spaß macht, an den er gerne denkt und sich erinnert und auf den er sich freut.

Das ist eine gute Voraussetzung dafür, Sex als Motor in unserem Wirtschaftssystem zu nutzen.

In diesem System müssen Einkaufszahlen, Besucher- und Einschaltquoten nicht nur stabil gehalten, sondern ständig gesteigert werden, um im globalen Wettstreit mithalten zu können und allgemeinen Wohlstand und wirtschaftliches Wachstum zu gewährleisten. Eine unverzichtbare treibende Kraft ist die Werbung, die auf vielfältige und einfallsreiche Weise versucht, beim potenziellen Konsumenten Interesse an Waren und Dienstleistungen zu wecken und den Eindruck zu schüren, er müsse dieses oder jenes haben oder machen, um erfolgreich, attraktiv, gesund und glücklich zu werden.

Die Werbung nutzt dazu unter anderem die Erfahrung, dass emotional positiv besetzte Gedanken grundsätzlich Aufmerksamkeit und den Wunsch nach Teilhabe wecken und zum Konsum motivieren nach dem Motto: „Will ich auch haben". Ein klassisches Beispiel ist die Zigarettenwerbung, die jahrzehntelang mit Bildern von Freiheit, Geselligkeit, Abenteuer und Genuss erfolgreich auf Kundenfang gegangen ist.

> **Frage**
> Wie effektiv ist es, mit Sex zu werben?

Da Sex bei den meisten Menschen zu den Dingen im Leben gehört, die mit positiven Gefühlen assoziiert werden, lässt sich durch dargestellten Sex – ob nun real z. B. im Theater oder abgebildet in Form attraktiver Körper oder in Form angedeuteter oder explizit sexueller Handlungen in Printmedien oder in Filmen – der Wunsch aktivieren: „Will ich auch haben". Im besten Fall wird der Wunsch auf das beworbene Produkt umgeleitet. Mit dieser „Masche" arbeitet z. B. die Firma Langnese seit vielen Jahren bei Ihrem Produkt MAGNUM, eigentlich einem simplen, wenn auch relativ großen Eis am Stiel, das aber durch die speziellen Arrangements in der Werbung immer „irgendwie" an Oralsex erinnert – für mich ein Klassiker sexualisierter Werbung. Sex spielt hier eine doppelte Rolle: Der Reflex „Will ich auch haben" soll einerseits zum Kauf des Produktes animieren, andererseits hegen Frauen, die das Eis kaufen und genüsslich schlecken, vielleicht insgeheim die Hoffnung, dadurch verführerisch zu wirken und bei Männern ähnliche Assoziationen hervorzurufen wie das Plakat.

Ob das Eis tatsächlich deshalb öfter gekauft wird, ist nicht sicher. Auch wenn für Kaugummi (z. B. mentos pure) mit einem nackten Frauenpo geworben wird (Slogan: „Look, we have GUM") oder eine nackte Frau die kühne Behauptung aufstellt „Fisch macht sexy" (Fa. Nordsee-Fisch), mag das zwar als Blickfang taugen, ob dadurch aber das Produkt erfolgreicher wird, bleibt offen. Doch das Handelsblatt vom August 2014 sagt: „Sex sells hat Gültigkeit wie nie zuvor". Danach muss sich die Verknüpfung von Sex mit Konsumgütern nach wie vor lohnen. Da kann ein „sexy" Bild auch schon mal ohne jeden Bezug zum Produkt sein und deshalb von verschiedenen Firmen gleichzeitig genutzt werden, wie das 2016 von sehr unterschiedlichen Firmen eingesetzte Bild einer Frau, die ihren Kopf in eine Waschmaschine steckt und dabei dem Betrachter ihr spärlich bekleidetes Hinterteil präsentiert (Werbung für den privaten Rundfunksender R.SA Sachsen und Werbung für eine Firma in Hameln, die TV-Service anbietet).

2.5 Wie kann „Sex sells" langfristig funktionieren?

„Sex sells" funktioniert unter zwei Voraussetzungen

Dargestellter Sex in beiden eingangs definierten Bedeutungen (weibliche oder männliche Körperlichkeit und Sex-Haben) erzielt die erhoffte – im Sinne der Wirtschaft – positive Wirkung nur, wenn bestimmte Bedingungen erfüllt sind.

2.5.1 Voraussetzung 1: Reize müssen gesteigert werden

Die erste Bedingung lautet: „Sex sells" funktioniert auf Dauer nur, wenn die Darstellungen gesteigert werden, d. h., direkter, intimer, drastischer, provokanter werden. Fast jeder sinnliche Reiz und Eindruck – Geruch, Geschmack, Geräusch, Licht, Bilder, Musik, Propaganda – führt bei andauernder Einwirkung in gleichbleibender Stärke zur Gewöhnung und zur Abstumpfung. Die Reizschwelle, die überschritten werden muss, damit ein Reiz überhaupt noch wahrgenommen wird, steigt.

> **Frage**
> Worauf ist zu achten?

Für das Prinzip „Sex sells" bedeutet das: „Ich hab ihr Knie geseh'n ..." – früher erotisierender Schlagertext und das entblößte Knie ein Blickfang z. B. in der Auto-Werbung – reißt heute keinen mehr vom Hocker und verleitet noch nicht einmal mehr zum Hinsehen, weil der reale Alltag voll ist von nackten Knien (manchmal bis zu den Pobacken). Da mussten Steigerungen gefunden werden – im konservativen Nachkriegsdeutschland gab es dazu viel Spielraum (siehe Beispiel Bierwerbung unten).

Bei der Steigerung der Darstellung von Sex darf die gesetzlich festgelegte aktuelle Grenze allgemeiner Akzeptanz nicht überschritten werden. Nicht akzeptiert wird (bisher): Sex von und mit Kindern, Sex mit Tieren, Sex mit Abhängigen oder Wehrlosen (auch Toten), Sex unter Anwendung von Gewalt und harte Pornografie. Mit diesen Themen darf (noch) nicht geworben werden. Erlaubt sind gewisse Tabubrüche, wenn sie als Kunst anerkannt werden. So konnte der 1991 mit dem Ingeborg-Bachmann-Preis des Landes Kärnten preisgekrönte Text *Babyficker* von Urs Allemann unbehelligt veröffentlicht werden, obgleich darin viel Verstörendes über den fantasierten sexuellenMissbrauch von Säuglingen zu lesen ist, so u. a. der bemerkenswerte Satz „Ich ficke Babys, also bin ich vielleicht" (1992, S. 11). Im *Spiegel* (28/1991, S. 175) waren lange Textpassagen abgedruckt.

Die Erfahrung zeigt: Die Tabugrenze ist verschiebbar.

2.5.2 Voraussetzung 2: Darstellungen von Sex in der Öffentlichkeit müssen akzeptiert werden

Die zweite Bedingung für „Sex sells" lautet: Der gewünschte Effekt, nämlich eine positive Zuwendung zum Produkt oder zur Dienstleistung bis hin zur Reaktion „Will ich auch haben", tritt nur bei den Menschen auf, die nicht nur sexualfreundlich eingestellt sind, sondern auch die Darstellung von Sex bis zur jeweils gültigen Tabugrenze in der Öffentlichkeit akzeptieren. Sonst werden sie abgeschreckt, und die Werbung wirkt kontraproduktiv. Eine sexualfreundliche Einstellung ist – das sei betont – keineswegs identisch mit dem Einverständnis, Sex auch öffentlich zur Schau zu stellen und zu instrumentalisieren!

Wer nackte Schauspieler im seriösen Theater oder sexualisierte Werbung von Bekleidungsfirmen oder „obszöne" Darstellungen in Musikshows oder Angebote für Voyeure im Fernsehen nicht mag, wird diese Angebote meiden. Ohne Akzeptanz gilt: „Sex scares off" oder – damit es sich reimt – „Sex sells or repels".

Außerdem muss es immer wieder – möglichst ansehnliche und möglichst junge – Männer und Frauen geben, die sich freiwillig mit oder ohne Bezahlung attraktiv posierend oder sexuell handelnd öffentlich zur Schau stellen und dafür weder gesellschaftlich noch privat Nachteile erwarten müssen. Diese Akteure, die bereit sind, auch die notwendigen „Reizsteigerungen" in der Darbietung mitzumachen, müssen ständig aus den nachwachsenden Kindern und Jugendlichen rekrutiert werden. Je mehr, desto besser – das erhöht die Auswahl und senkt die Gagen.

Sind die beiden Voraussetzungen erfüllt, wird Sex zu einem „Goldesel" unserer Zeit. Womit wir bei dem einen Teil unseres Mischwesens sind (Abb. 2.3).

2.6 Welche Strategie wirkt gegen den Abstumpfungseffekt?

Sexualisierte Darstellungen werden gesteigert

Dem Abstumpfungseffekt wirkt entgegen, wenn Darstellungen, wie z. B. von attraktiven Frauen, schrittweise immer intimer werden, immer direkteren Bezug zum Sex haben, geheime sexuelle Wünsche ansprechen und evtl. sogar Tabubrüche andeuten.

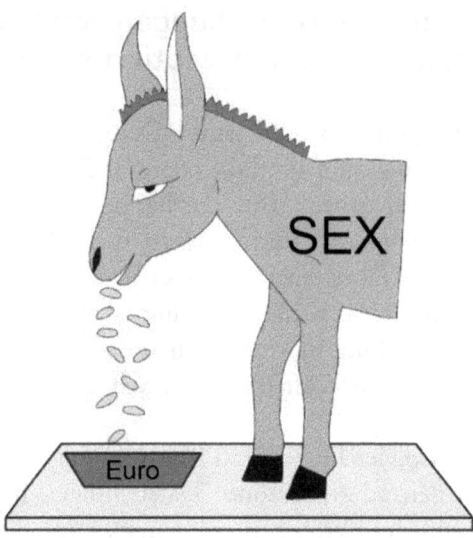

Abb. 2.3 Sex als „Goldesel". (Mit freundlicher Genehmigung von © K. Etschenberg 2019. All Rights Reserved)

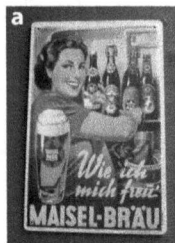 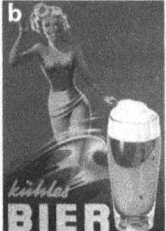 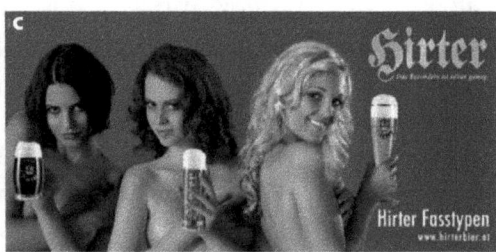

Abb. 2.4 a–c Weiblicher Sex in der Bierwerbung – eine typische Entwicklung. **a** Blechschild der Fa. Maisel Bräu GmbH, mit freundlicher Genehmigung; **b** Quelle: www.brauer-bund.de, mit freundlicher Genehmigung; **c** Privatbrauerei Hirt Vertrieb GmbH Hirt, mit freundlicher Genehmigung

Steigerungen in diesem Sinne lassen sich leicht dokumentieren, so u. a. in der Werbung für Autos oder für Bier (Abb. 2.4a–c).

a) 1950er Jahre: Eine seriös gekleidete Frau lächelt freundlich beim Ergreifen einer Bierflasche. Der Kühlschrank deutet auf eine Kneipe oder eine häusliche Küche hin. Es ist unklar, ob das Lächeln nur ihrer Vorfreude auf das Bier („Wie ich mich freu") entspringt oder ob sie jemanden einladend anlächelt und sich ihre Vorfreude auf etwas anderes bezieht.

b) 1960er Jahre: Eine fröhliche Frau im Badeanzug stürmt winkend aus dem Wasser auf den Betrachter und ein Glas Bier zu. Der Badeanzug lässt auf

eine private Situation an einem See oder am Meer schließen, die mit Bier „begossen" werden soll.
c) 2017: Drei junge Frauen mit unterschiedlicher Haarfarbe halten wortlos ein Glas mit jeweils anderer Biersorte hoch. Da sie barbusig sind, bleibt es der Fantasie des Betrachters überlassen, ihre Körperhaltung und ihren Gesichtsausdruck mit erotischen Botschaften oder Angeboten zu verbinden. Die Frauen und/oder das Bier werden als „Fasstypen" vorgestellt, sodass man sowohl das eine als auch das andere meinen kann bei der Assoziation „ein Fass aufzumachen". Dann bleibt nur noch die Frage: mit drei Sorten Bier oder mit den drei Frauen?

Steigerungen sind auch zu sehen auf der Bühne, wenn Stars in immer eindeutigeren Posen und Outfits auftreten, oder in Fernsehsendungen, wenn immer unverhohlener die Schaulust bedient wird, wie z. B. durch nackte Darsteller in *Adam sucht Eva* (RTL) oder durch realen Sex zum Zwecke der Aufklärung z. B. in *Make Love* (MDR, SWR und ZDF).

Symptomatisch ist die Entwicklung bei der FSK (Freiwillige Selbstkontrolle der Filmwirtschaft). An deren Freigabepraxis nach Altersstufen kann man deutlich die sich kontinuierlich verändernden Maßstäbe für zulässige Sexdarstellungen ablesen. Die Altersfreigabe hat Auswirkungen auf Sendebeschränkungen im Fernsehen und auf das Werbeumfeld. Auch im „Familienprogramm" der Fernsehsender – also nicht nur bei bereits erwähnten explizit sexuell gefärbten Sendungen – wird immer öfter und immer eindeutiger Sex ins Bild gesetzt.

Interessanterweise wird in diesen Angeboten „sexuelle Vielfalt" (u. a. Homosexualität und besondere sexuelle Vorlieben) inzwischen vorbehaltloser dargestellt als in der Werbung, die sich diesbezüglich (noch) zurückhält.

> **Frage**
> Wann ist das „Ende der Fahnenstange" erreicht?

Hier drängt sich natürlich die Frage auf, wann „das Ende der Fahnenstange" erreicht ist bzw. die Möglichkeiten der Reizsteigerung, die der Werbung und der Wirtschaft bisher noch versperrt sind (Abschn. 2.5.1), offen stehen und genutzt werden müssen, damit der „Goldesel" weiterhin Dukaten spuckt. Irgendwann werden nackte Busen, männliche Waschbrettbäuche und Muskelpakete und sogar erigierte Penisse und knackige nackte Pobacken von Frauen und Männern für Männer und Frauen keine Hingucker mehr sein und erotische oder unverhohlen sexuelle Angebote für Telefonsex oder in Kleinanzeigen von Sexworkern und -workerinnen kaum noch sexuell motiviertes Interesse wecken. Man hat sich daran „satt gesehen" und gewöhnt und erwartet nichts wirklich Neues mehr ist.

Entweder gibt es dann ein Rollback oder einen Dammbruch, der m. E. vor allem für Kinder gefährlich werden kann, die als „Sexualobjekte" bereits heute offenbar auf eine große Anzahl Menschen weltweit magische Anziehungskraft ausüben – sei es aus pädophiler Neigung (ein persönliches Drama!) oder aus schierer Lust an pädosexueller Abwechslung. Beispielhaft sei auf den Elysium-Skandal verwiesen[1].

Riskant wird es auch, wenn vonseiten der „Sender" keine Reizsteigerung mehr möglich ist und der „Rezipient" auf erregungssteigernde Mittel zurückgreifen muss, um überhaupt noch sexuell angesprochen zu werden, so wie es mithilfe bestimmter Drogen möglich ist.

2.7 Welche Strategie steigert die Akzeptanz?

Sex wird zum „goldenen Kalb"

2.7.1 Das Problem

Im christlich geprägten Kulturraum gehört eine gewisse Zurückhaltung in Sachen Sex zur Tradition. Unter anderem galt die öffentliche Zurschaustellung von Sex in beiden Bedeutungen als „schamlos" und ärgerlich. Diese Einstellung gilt in Teilen der Bevölkerung immer noch, wenn auch oft nur noch als „Schatten" und unbewusstes Relikt frühkindlicher Sexualerziehung (Kap. 3).

> **Frage**
> Welche traditionellen Grundsätze stören?

Frühkindliche bis ins Erwachsenenalter wirksame „konservative" Sexualerziehung ist das größte Hindernis für einen steigenden Einsatz von Sex als Lockmittel in Wirtschaft, Kulturbetrieb und Werbung. Nicht nur das Welt- und

---

[1]siehe u. a. http://www.focus.de/panorama/welt/darknet-plattform-elysium-vaeter-boten-eigene-kinder-zum-missbrauch-an_id_7329000.html; zugegriffen: 09.07.2017

Menschenbild ist hinderlich, das dem Sex (in beiden Bedeutungen) einen zwar wichtigen Platz einräumt, diesen aber – außer in der Kunst und in der Wissenschaft – vorrangig dem Privatleben und der Intimsphäre zuordnet. Besonders hinderlich sind traditionelle Grundsätze des Kinder- und Jugendschutzes mit der Tabuisierung von pädoerotischen Interessen, die ganze Marktsegmente blockieren und die offiziell (noch) nicht infrage gestellt werden.

Ausdrückliches, zum Teil gesetzlich verankertes oder stillschweigendes Einvernehmen über folgende Grundsätze sind bezüglich „Sex und Kinder" nach meiner Einschätzung (noch) wirksam:

- Medien und Werbung sollen bei der Darstellung von Erwachsenensex in der Öffentlichkeit Rücksicht auf Kinder nehmen.
- Sexualisierte Werbung mit Kindern als Darsteller und für Kinder als Adressaten ist unerwünscht.
- Potenzielle Kunden mit pädoerotischen Interessen dürfen als Adressaten nicht offen angesprochen werden.

2.7.2 Medien machen Sex zum „goldenen Kalb"

Wirtschaftsunternehmen und Medien ergänzen die oben skizzierte Strategie der kontinuierlichen Reizsteigerung durch eine Strategie, die Sex zum „goldenen Kalb" hochstilisiert, um ihn als „Goldesel" nutzen zu können. Zum „goldenen Kalb" (Abb. 2.5), um das sich (fast) alles dreht und das für jeden überall präsent sein soll und präsent sein darf, wird Sex durch Maßnahmen auf mehreren Ebenen:

> **Frage**
> Ebene 1: Was braucht der sexuell zufriedene Mensch?

Der eigene Sex (Körper und Sex-Haben) wird durch unzählige Aufklärungs- und Beratungsangebote in Printmedien und vor allem im Internet thematisiert und wichtig genommen bzw. wichtig gemacht. Die offizielle Absicht sind Aufklärung und Lebenshilfe. Sie verheißen einen wohltuenden Effekt auf das Sexualleben der Konsumenten. Dieser Effekt ist natürlich nicht kontrollierbar, aber der tatsächliche Effekt besteht auf jeden Fall darin, dass Maßstäbe vermittelt werden für einen sexuell attraktiven Körper und ein „gutes", d. h., lustoptimiertes Sexualleben. Die Adressaten werden vertraut gemacht mit Soll-Werten für persönliches Glück und mit Methoden und meist käuflichen „Hilfen", dieses zu erreichen.

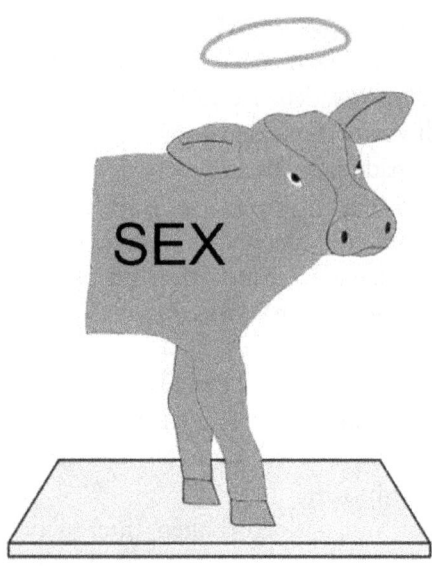

Abb. 2.5 Sex – das „goldene Kalb". (Mit freundlicher Genehmigung von © K. Etschenberg 2019. All Rights Reserved)

Erfolgreich wird nicht nur für das Attraktivmachen und für den jugendlichen Erhalt von Haut, Haaren und Zähnen, sondern auch für Brustkorrekturen, Schamlippenvergrößerung und -verkleinerung, Penisverlängerung und Anal-Bleaching geworben. Aktuell wird das Geschäft dadurch belebt, dass immer mehr Menschen darüber nachdenken und zum Nachdenken angeregt werden, ob sie überhaupt mit dem passenden biologischen Geschlecht ausgestattet sind und ob sie nicht durch die eine oder andere (käufliche) Korrektur ihr wahres geschlechtliches Ich besser zum Ausdruck bringen könnten.

Lawinenartig ergießen sich Ratschläge und Angebote über den potenziellen Interessenten bzw. im Internet auch über eigentlich nicht Interessierte. Kritische Stimmen sind selten geworden, waren aber im Zusammenhang mit der Pille zur angeblichen und (natürlich) „notwendigen" Luststeigerung bei lustlosen Frauen doch noch mal zu hören: „Warum ‚Viagra für Frauen' Geldmacherei ist" erläutert am 11.06.2015 ein Kommentar zu „Pink Viagra" um 17.44 Uhr in der Online-Ausgabe der *Süddeutschen Zeitung*.[2]

---

[2] www.sueddeutsche.de.

> **Frage**
> Ebene 2: Wie wichtig ist das Wissen über das Sexualleben anderer?

Zusätzlich wird suggeriert, dass es irgendwie für jeden wichtig ist, über den Sex fremder „vorbildlicher", weil erfolgreicher prominenter Menschen informiert zu sein. Außer den „nackter werdenden" Stars und Sternchen, die immer deutlicher zeigen, wie man vorbildlich als Zugehöriger oder Zugehörige zum einen oder anderen Geschlecht auszusehen hat, gibt es unzählige Schlagzeilen über das Intimleben von Prominenten, von Sportlern und ihren zeitweiligen Gefährtinnen und von anderen „öffentlichen" Personen. Es wird nicht nur über sie berichtet, sondern sie berichten selbst freimütig über Intimstes. Besonders im Visier als Adressaten sind junge Menschen, denen z. B. die eigens für sie geschaffene Zeitschrift *IN – Leute – Lifestyle – Leben* zeigt, wo und wie es u. a. mit Hilfe von Sex erfolgreich und medienwirksam langgehen kann. „Die Auswahl der Prominenten richtet sich gänzlich an die junge Zielgruppe der Leserschaft von IN" (www.medienpalette.de, 13.07.2017).

Von acht Damen beispielsweise auf der Titelseite der Nr. 36/2014 sind sechs mit berühmten Fußballern liiert, und wohl nur deshalb sind ihr Intimleben und ihre Beziehungsprobleme für die Leserschaft interessant. Aber warum – fast hätte ich gesagt „zum Teufel" – soll man sich mit dem „Liebes-Chaos" von „Schweini & Co" beschäftigen oder für die Antwort auf die Frage „Ist ihre Liebe käuflich?" an eine Verflossene eines inzwischen fünfmal verheirateten ehemaligen Nationalspielers?

Ein schon fast belustigendes Beispiel für den Einsatz von Vorbildern im Dienst des „goldenen Kalbs": Eine eigentlich völlig belanglose Mitteilung der Ehefrau eines schon etwas älteren bekannten Schauspielers am 12.07.2011 ist in der *Bild* die großformatig bebilderte Schlagzeile wert: „Mein S. muss sich untenrum rasieren"; denn – auch diese Weisheit wird gleich mitgeliefert – „Je niedriger die Hecke, desto höher das Haus". So aktiviert man die Phantasien der Leser und Leserinnen und schürt die Hoffnung auf ähnlich vorbildliche Effekte durch Intimrasur des Mannes. Das freut den Anbieter von Rasierutensilien, auf den praktischerweise auf der gleichen Seite der Bildzeitung hingewiesen wird.

> **Frage**
> Ebene 3: Warum kann man dem allen nicht ausweichen?

Nach dem bewährten Motto „Steter Tropfen höhlt den Stein" wird „Sex-Haben" in allen Konstellationen und Variationen zum selbstverständlichen Bestandteil des Alltagslebens bzw. der Freizeitgestaltung von „jedermann" und „jederfrau" dargestellt. Man kann der Wirkung praktisch nicht ausweichen, wenn man sich nicht von allen medialen Einflüssen fernhält. Inzwischen erscheint es als weltfremd, ja sogar als sexualfeindlich, eine andere Bewertung als vorbehaltlose Akzeptanz für Sexdarstellungen in der Öffentlichkeit zu zeigen. So lauten jedenfalls die allgegenwärtigen Botschaften der Medien über die bereits beschriebenen Beispiele hinaus. Auf die besondere Rolle frei verfügbarerer Pornografie (im Internet), bei der nicht nur bezahlte Professionelle, sondern „Er und Sie von nebenan" ungeniert alle Varianten von Sex vor der Kamera praktizieren, wenn sie dazu Gelegenheit bekommen, braucht hier nicht näher eingegangen zu werden, da hinreichend bekannt (Kap. 5).

Dies alles vermittelt „Standards" für erstrebenswerten Sex in beiden Bedeutungen, um den sich alles dreht, die „verinnerlicht", als „normal" akzeptiert und dann von Menschen, die für solche Strategien empfänglich sind, auch persönlich – weil wichtig – angestrebt werden.

So wird Sex zum „goldenen Kalb" (Abb. 2.5), das Bedarfe weckt. Diese stimulieren den „Goldesel". Das „goldene Kalb" Sex ist der zweite Anteil an der Chimäre Sex.

2.7.3 Im Marktsegment „Sex und Kinder" sind die Anfänge gemacht

Noch umstritten, aber schon etabliert und ausbaufähig sind pseudo-sexy Fernsehauftritte (z. B. bei „Deutschland sucht den Superstar KIDS"/RTL) oder „posierende" Kinder als Models auf Verkaufsplattformen im Internet oder das Angebot von sexy wirkenden, weil entsprechend gestalteten Kleidungsstücken oder von sexy Puppen (Abb. 2.6a–c):

a) zeigt einen Badeanzug mit verführerisch blickender Seejungfer, der geeignet ist, der Trägerin kokette Absichten zu unterstellen, und kleine Mädchen ermuntert, so einen Blick zu üben.
b) zeigt ein T-Shirt – hier für einen 3-jährigen Jungen – mit dem Spruch „Küss mich am Regenbogen", dem Queer-Sex-Symbol „Einhorn" und dem in der schwul-lesbischen Szene beliebten Regenbogen am Schweif des Einhorns (vgl. „Regenbogenfahne", Wikipedia 13.07.2017). Das T-Shirt kann auf Sex bezogene Assoziationen bei Erwachsenen, die diese

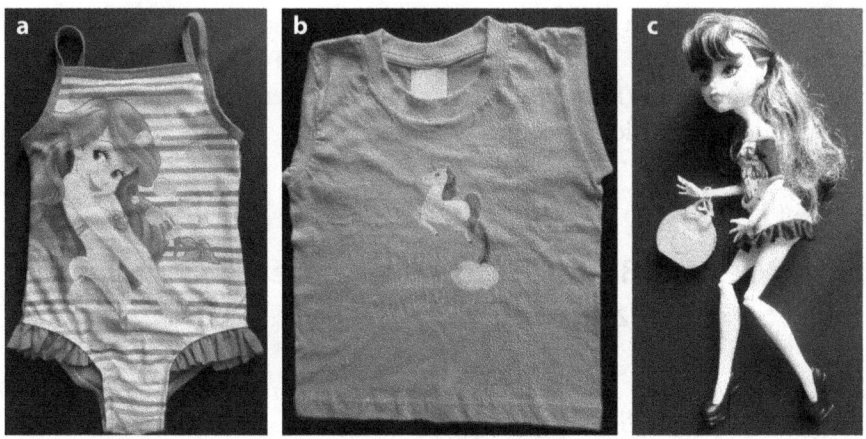

Abb. 2.6 a–c „Sexy" Signale und Kinder. (Rechte bei der Autorin)

Symbole kennen, auslösen, auch wenn weder das Kind noch seine Eltern evtl. wissen, was die Symbole bedeuten.

c) zeigt eine Puppe mit allen Outfit-Merkmalen, die erwachsene Frauen sexuell attraktiv machen sollen (vgl. Etschenberg 2014). Es ist unklar, was ein Kind mit dieser Puppe „spielen" und welches Frauenbild ihm diese Puppe modellhaft vermitteln soll. Während man Barbie – der „Vorgängerin" dieser Puppe – zutraut, alles Mögliche aus sich zu machen und Kinder zu vielfältigen Rollenspielen und zur Nachahmung zu animieren – von der Hausfrau bis zur Computerfachfrau – traut man dieser Puppenfrau eigentlich nur zu, „sexy" zu sein und kleine Mädchen auch dazu zu ermuntern, im entsprechenden Outfit so „sexy" zu werden.

Dadurch bekommen bereits Kinder im Vor- und Grundschulalter sowohl „Vorbilder" für ihren persönlich anzustrebenden Lifestyle geliefert als auch Accessoires und Verhaltensweisen nahegebracht, die sie in den Augen dafür empfänglicher Erwachsener als am Sexy-Sein Interessierte erscheinen lassen. Problemlos können Kinder inzwischen schon für vieles, was eigentlich dem Erwachsenenleben zuzuordnen ist, in der Werbung angesprochen werden: Hotpants, Miniröcke, schulter- und bauchfreie T-Shirts, transparente Kleiderstoffe, Lippenstifte, Augenkosmetik, Nagellack, Haarstyling und -färbemittel usw. Sie senden damit Signale aus, deren Bedeutung und Wirkung sie selbst nicht kennen und abschätzen können, sie aber für dafür empfängliche Erwachsene sexuell interessant machen können.

Wie bei der oben beschriebenen Reizsteigerung ist hier das „Ende der Fahnenstange" noch nicht erreicht und kann von Wirtschaft und Werbeindustrie wegen der (noch) gültigen Beschränkungen im Marktsegment „Sex und Kinder" auch nicht so ohne Weiteres erreicht werden. Da brauchen sie Unterstützung.

2.8 Welche Bedeutung kommt der Sexualerziehung zu?

Sexualpädagogik und Sexualerziehung können Fundament und Gedeihhilfe für das „goldene Kalb" sein

Der Schlüssel zur nachhaltigen Akzeptanz von Sex in der Öffentlichkeit einschließlich einer Verschiebung der Tabugrenzen und zur Instrumentalisierung im Sinne von „Sex sells" – vor allem auch im Marktsegment „Sex und Kinder" – ist eine Sexualerziehung von Kindheit an, die bestimmte Verhaltensweisen und Bereitschaften fördert und einübt, die den Wirtschaftsinteressen angepasst sind. Zweckdienlich sind alle Impulse, die Folgendes nicht nur als selbstverständlich, sondern sogar als pädagogisch geboten erscheinen lassen:

- ein „sexuelles" Ansprechen von und durch Jungen und Mädchen – auch generationenübergreifend
- das Anschauen und sich anschauen Lassen vor und hinter der Kamera
- das alle anderen „Lebensthemen" überschattende Wichtignehmen sowohl von eigenem Sex als auch vom Sex anderer Menschen und
- die wechselseitige Anteilnahme am Intimleben auch außerhalb jeder persönlichen Beziehung.

> **Frage**
> Um welche Art Sexualpädagogik handelt es sich bei der Gedeihhilfe?

Sexualerziehung und sexualpädagogische Konzepte bis in die Nachkriegsjahre des vorigen Jahrhunderts eigneten sich nicht als Gedeihhilfe für das „goldene Kalb". Entweder waren sie sexualunterdrückend und verurteilten einen „Götzendienst" am Sex aus moralischen Gründen oder sie standen der Kommerzialisierung von Sex, also auch dem Prinzip „Sex sells" kritisch gegenüber, weil sie darin eine Bedrohung sexueller Selbstbestimmung und Emanzipation sahen. Eine Sexualerziehung, die dem Prinzip „Sex sells" nützt, hat sich erst durch die „proaktiv sexualisierende" Sexualerziehung etabliert[3] (Kap. 1). Sie wurde zweifellos oder sehr wahrscheinlich nicht als Unterstützung von „Sex sells" konzipiert, sondern aus der Überzeugung heraus, dass es der beste Ansatz ist, Kinder zu sexuell zufriedenen Menschen werden zu lassen. Erwiesen ist dieser wünschenswerte Effekt nicht. Genauso wenig wie es erwiesen ist, dass andere Ansätze – wenn man von extrem repressiven sexualpädagogischen Konzepten absieht – Menschen unglücklich machen.

Faktisch liefert dieser Ansatz aber ein stabiles und langfristig wirksames Fundament für das „goldene Kalb", weil er die hinderlichen Grundsätze in der frühkindlichen Sexualerziehung durch eher förderliche Grundsätze und Botschaften ersetzt. Wohl auch aus diesem Grund findet diese Art Sexualerziehung in unserer auf wirtschaftliche Erfolge ausgerichteten Gesellschaft nicht nur bei pädagogisch Gleichgesinnten, sondern auch bei Institutionen, die mit öffentlichen Geldern gefördert werden und öffentliche Gelder verteilen, Sympathisanten und konnte zum derzeitigen „Mainstream" werden.

Die Begründer und Förderer dieses proaktiv sexualisierenden Konzeptes sind vor allem die Sozialpädagogen Prof. Dr. Helmut Kentler (1928–2008) und Prof. Dr. Uwe Sielert (Universität zu Kiel), die in der Gesellschaft für Sexualpädagogik (gsp e. V.) zusammengeschlossenen gleichgesinnten Pädagogen und Pädagoginnen, die pro familia e. V. und die Abteilung für Sexualaufklärung, Verhütung und Familienplanung der Bundeszentrale für gesundheitliche Aufklärung (BZgA).

Offiziell steht diese Sexualpädagogik ganz im Dienste des Kindeswohls einschließlich Gesundheit, der sexuellen Menschenrechte von Kindheit an, der Geschlechtergerechtigkeit, des diskriminierungsfreien Umgangs mit sexueller Vielfalt und der Prävention von sexuellem Missbrauch bzw. sexueller Gewalt.

Diese Ziele von Sexualerziehung sind alle legitim und zum Teil überfällig. Ob sie aber durch die aktuellen sexualpädagogischen Konzepte und Methoden erreicht werden, ist weder wissenschaftlich bewiesen noch durch Vergleich mit anderen Konzepten evaluiert bzw. evaluierbar. Leider fehlt auch die offene und vor allem sachliche Diskussion über mögliche und zum Teil voraussehbare Nebeneffekte, von denen hier schwerpunktmäßig die auf den Umgang mit Sex in der Öffentlichkeit und auf den Umgang mit dem Marktsegment „Sex und Kinder" eingegangen wird.

---

[3]Drei Grundrichtungen sind in der Sexualpädagogik bzw. Sexualerziehung zu unterscheiden: die konservativ tendenziell sexualunterdrückende, die sexualfreundlich affirmative und die proaktiv sexualisierende Sexualerziehung (siehe Etschenberg 2017).

2.8.1 Grundsätze und Botschaften einer proaktiv sexualisierenden Sexualpädagogik und ihre praktische Umsetzung

Grundsätze einer „sexualfreundlichen" sexualisierenden Sexualerziehung, die Sex zum „goldenen Kalb" bereits bei Kindern und Jugendlichen werden lassen, sind der sexualpädagogischen Literatur der letzten Jahre und – besonders anschaulich – Materialien für die praktische Sexualerziehung zu entnehmen. Ablesbar sind u. a. zwei Prinzipien:

- Das Interesse von Kindern am eigenen Sex und am Sex anderer, auch erwachsener Menschen soll geweckt und geschürt werden. Dabei steht der Lustaspekt im Vordergrund.
- Scheu oder Schamhaftigkeit, die Sex der Privatsphäre zuordnet, soll sich bei Kindern gar nicht erst entwickeln.

Diese Prinzipien werden Kindern gegenüber zu drei Botschaften.

Botschaft a: Zeig mal – und genier' dich nicht!
Das Interesse am Sex und die Botschaft, Schamhaftigkeit sei überflüssig, werden in diesem sexualpädagogischen Konzept durch Bildmaterial und Spieleangebote gezielt an Kinder vermittelt. „Wegweisend" waren vor allem zwei Bücher, die sich Kinder mit ihren Eltern ansehen sollen: Bei McBride et al. (1974) in *Zeig mal!* handelt es sich um Fotos. Das Titelbild der ersten Auflage 1974 (Abb. 2.7) untermalt deutlich die Botschaft des Buchtitels. Im Inneren des Buches werden u. a. Bilder von erregten kindlichen Genitalien und von intimen Handlungen zwischen Erwachsenen und Kindern gezeigt. Das Buch unterliegt bis heute keinen Verbreitungsbeschränkungen und erzielt hohe „Liebhaber" preise. Bei Herrath und Sielert (1991) in *Lisa und Jan* werden realistische Zeichnungen angeboten, die offenkundig an der Botschaft im Bildmaterial von *Zeig mal!* anknüpfen (Beispiel Abb. 2.8). Erwachsene werden jedoch im Gegensatz zum Buch *Zeig mal!* nicht in intime Handlungen einbezogen.

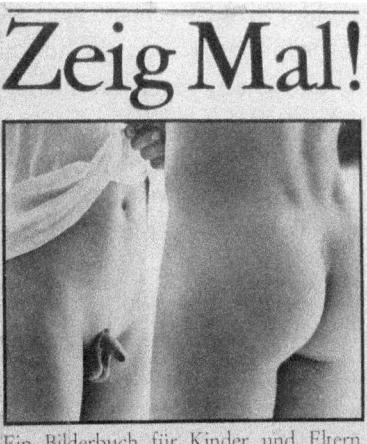

Abb. 2.7 „Sexuell" aktive Kinder (fotografiert) in *Zeig mal!* (Titelbild McBride et al. 1974; Zitatrecht)

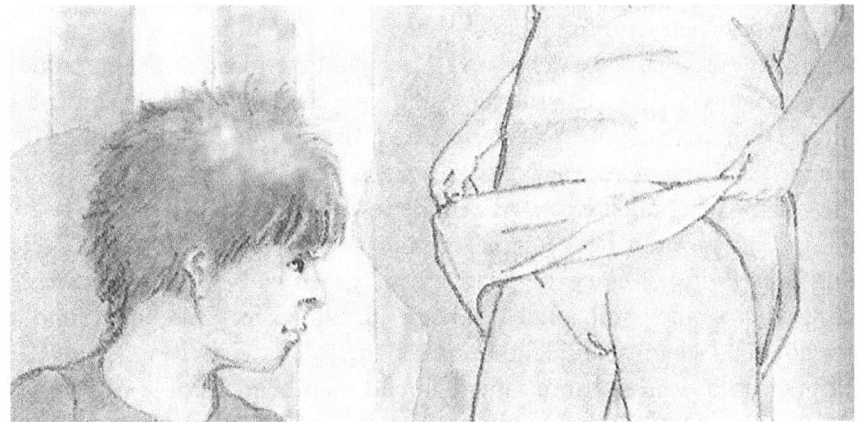

Abb. 2.8 „Sexuell" aktive Kinder (gezeichnet) in *Lisa und Jan*. (Aus Herrath und Sielert 1991, S. 10; Zitatrecht)

Die Analyse dieser Bilder bzw. Bücher zeigt: Kinder und Erwachsene lernen dabei, dass es in Ordnung ist, wenn Kinder „sexuell"[4] bzw. infantil-sexuell aktiv sind – eine Botschaft, gegen die nichts einzuwenden, die aber nicht auf Abbildungen angewiesen ist. Kinder lernen vor allem auch, dass es in Ordnung ist, wenn sich Kinder vor Erwachsenen ohne Scheu oder gar Scham „sexuell" aktiv zeigen – sonst hätten die Bilder nicht entstehen können, und die gemeinsame Betrachtung mit Erwachsenen würde nicht empfohlen.

Diesen Teil der abzulesenden Botschaft kann man bedenklich finden, weil das sich „sexuell" aktiv Zeigen und sich anschauen Lassen und die anerzogene Bereitschaft dazu zur Befriedigung egoistischer sexueller Bedürfnisse von Erwachsenen missbraucht werden können. Auf jeden Fall bereitet dieses Konzept Kinder darauf vor, sich öffentlich „sexy" oder „sexuell" handelnd zu zeigen und dann auch als Erwachsene solche Abbildungen von Kindern und für Kinder als „normal" bzw. sogar als pädagogisch sinnvoll zu akzeptieren.

Eine Fortsetzung der Botschaft *Zeig mal!* ist in dem Fotoband *Zeig mal mehr!* (1988) von Will McBride und den Pädagogen Uwe Sielert und Frank Herrath zu sehen (Abb. 2.9). Da gibt es vor allem schwarz-weiße Nacktfotos von Jugendlichen in intimen solo-, hetero- und homosexuellen Szenen, die wegen des Alters der Darsteller und Darstellerinnen keine solchen Irritationen auslösen wie die oben zitierten Aufklärungsbücher für Kinder, aber auch mit der Botschaft „Zeig mal!" vermitteln, dass es für Jugendliche in Ordnung ist, sich anderen sexuell aktiv zu zeigen.

Aktuell gibt es noch ein reich bebildertes Buch mit dem Titel *Make Love*. Es „ist für Jugendliche geschrieben, die anfangen Sex zu haben" (Henning und Bremer-Olszewski 2012, S. 9). Es enthält 58 zum großen Teil farbige Fotografien mit sexuell aktiven Jugendlichen. Die Bilder und die zugehörigen Seiten sind nicht nummeriert, sodass kein Bezug zum Textteil hergestellt werden kann. Und während man beim Buch *Zeig mal mehr!* Verständnis hat für die Dominanz der karg, aber treffend kommentierten Bilder, weil es sich nicht nur als „Aufklärungsbuch", sondern auch als

---

[4]Das Adjektiv „sexuell" im Kontext mit Säuglingen und Kindern (vor allem Kleinkindern) wird hier nur mit Anführungszeichen verwendet. Wissenschaftlich ist nicht geklärt, ob z. B. die Gefühle beim Manipulieren der Geschlechtsorgane bei Kindern mit dem sexuellem Erleben von Jugendlichen und Erwachsenen gleichzusetzen sind und man deshalb überhaupt von „sexuellen" Handlungen sprechen kann und darf. Strittig ist, ob es sich bei solchen die Geschlechtsorgane einbeziehenden Handlungen um den Ausdruck allgemeiner Organ- und Funktionslust handelt, die das Kind bei vielen Handlungen empfinden kann und die erst mit den Jahren sexuellen Charakter bekommen (Kap. 4).

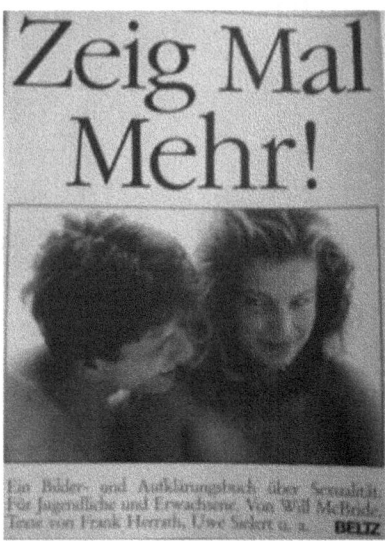

Abb. 2.9 Sexuell aktive Jugendliche in *Zeig mal mehr!* (Titelbild McBride et al. 1988; Zitatrecht)

„Bilderbuch für Jugendliche und Erwachsene" bezeichnet, fragt man sich bei dem Buch *Make Love* nach der Funktion der erotischen Fotos. Das Buch bezeichnet sich als „Aufklärungsbuch", aber worüber klären die Bilder auf?

Offenbar glauben die Autorinnen, Jugendliche kämen nicht von selbst drauf, in welcher Körperhaltung man Geschlechtsverkehr haben kann oder wie man z. B. im Höschen einer Partnerin beim Sex fingert, um sie zu stimulieren (detaillierte Abbildung ohne Seitenangabe). Wegen der fehlenden Nummerierung kann man diese Bilder nicht in Verbindung bringen mit Informationen im Buch. Auch wenn die Bilder insgesamt eine alternative Darstellung von Sex zu pornografischen Arrangements sind, ist m. E. zu bedenken: Zu jedem Foto gibt ein reales Setting, das laut Aussage der Autorinnen nicht „inszeniert" ist (S. 9), und so lernen die Leser und Leserinnen des Buches auf jeden Fall, dass man sich bedenkenlos beim Sex „aus allen Blickwinkeln" beobachten und ablichten lassen und das Bild dann veröffentlichen kann. Ein Antrag auf Indizierung (Antragsteller und Begründung sind mir nicht bekannt) wurde von der BPJM (Bundesprüfstelle für jugendgefährdende Medien) im Mai 2013 abgelehnt.

Nacktsein und Fotografieren sind offenbar ein wichtiges Element proaktiver moderner Sexualerziehung. Das signalisiert bereits das programmatische Titelbild des 1993 erschienenen sexualpädagogischen Materials aus der Projektgruppe um Uwe Sielert (Abb. 2.10). Das Auffallende an diesem

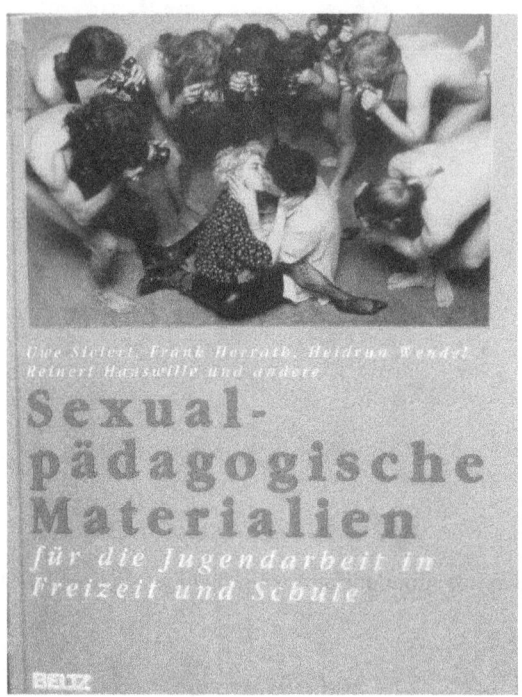

Abb. 2.10 Titelbild *Sexualpädagogische Materialien für die Jugendarbeit in Freizeit und Schule*. (Aus Sielert und Keil 1993; Zitatrecht)

Bild ist die Tatsache, dass nicht das zärtlich miteinander beschäftigte Paar unbekleidet ist, sondern die acht fotografierenden Jugendlichen, die sich wiederum ablichten lassen.

Die Serie „Body-Check" in der *Bravo* (ursprünglich mit Ganzkörper-Nackt-Selfies von Jugendlichen mit Selbstauslöser, später mit Abbildungen ohne Selbstauslöser) war eine sinngemäße Fortführung dieses sexualpädagogischen Ansatzes und hat sicherlich zum wirtschaftlichen Erfolg der *Bravo* beigetragen.

Wie stark Nacktsein und das sich Präsentieren und Abbildenlassen zum Konzept einer proaktiv sexualisierenden Sexualerziehung gehören, ist auch dem Material der pro familia NRW *lieben kuscheln schmusen* (Kleinschmidt et al. 1994) für die Arbeit in Kitas abzulesen.

Eigens von PädagogInnen inszenierte Situationen in der Kita, wie z. B. die Aufforderung, die Eltern nackt zu zeichnen (Kleinschmidt et al. 1994, S. 78), sich gegenseitig beim Krabbeln in der Gruppe an den nackten Popos zu riechen (S. 84), nackte Popos oder deren Abbildungen zu begutachten (S. 90) oder intime Szenen abzulichten (S. 83, Abb. 2.11) sind charakte-

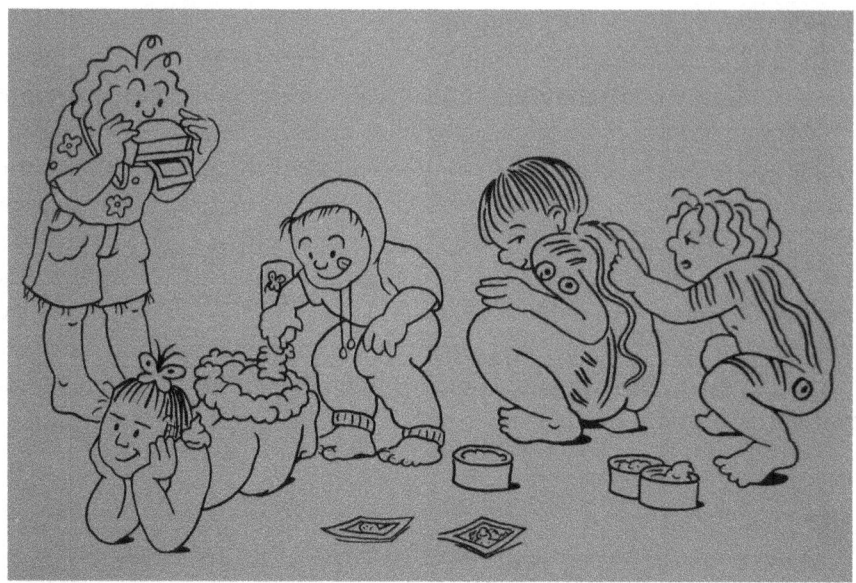

Abb. 2.11 Kinder fotografieren sich gegenseitig bei sexualpädagogischen Übungen. (Aus Kleinschmidt et al. 1994, S. 83; Zitatrecht)

ristisch für das Konzept. Aber wer hat ein Interesse daran, dass Kinder lernen, sich gegenseitig unbekleidet zu fotografieren oder sich von oder vor Erwachsenen unbekleidet fotografieren zu lassen?

Klarzustellen ist: Wenn Kinder von sich aus solche Situationen herbeiführen, dann sollen sie freundlich affirmativ pädagogisch begleitet werden, wenn alle beteiligten Kinder freiwillig mitmachen und Spaß daran haben. Fotos sollten jedoch vermieden bzw. nachweislich sofort nach einmaliger Betrachtung in der Gruppe gelöscht werden. Dabei sind andere Lerneffekte zu erwarten und zu erreichen als bei solchen von Erwachsenen „geschaffenen" Situationen. Kinder, denen diese Situationen befremdlich oder sogar unangenehm sind, haben kaum eine Chance, sich zu entziehen und ihre Einstellung beizubehalten. „Stell dich nicht so an" heißt es dann voraussichtlich, und Kinder beugen sich.

Warum sie ihre zurückhaltende Einstellung nicht beibehalten sollen und warum es für sie „hier und heute" und „später mal" besser wäre, ihren Körper und Sex nicht als Teil ihrer Privatsphäre abzuschirmen, erfahren weder die Kinder selbst noch die interessierte Leserschaft dieser sexualpädagogischen Schriften.

Botschaft b: Lass' alle alles wissen!

Auch das Öffentlichmachen intimer Einzelheiten aus dem eigenen „Sexualleben" und die Anteilnahme am Sexualleben anderer in der Gruppe werden im Rahmen moderner sexualpädagogischer Arbeit mit Kindern und Jugendlichen geübt. Sei es das angeleitete „persönlichere" Sprechen über Masturbation (Valtl 1998, S. 146) oder über Erfahrungen und Vorstellungen vom variationsreichen „ersten Mal", so u. a. von Analverkehr oder Masturbation (ab 13 Jahren, Tuider et al. 2012, S. 152), oder ein sich Austauschen über das Verliebtsein mit 13 Jahren (Sielert und Keil 1993, S. 153) oder das sich Bekennen zu aktuellen oder voraussichtlichen sexuellen Vorlieben unter Einsatz von Eheringen, Vibrator, Taschenmuschi usw. (ab 14 Jahren, Tuider et al. 2012, S. 81).

> **Frage**
> Welche riskanten Nebeneffekte sind mit diesen Botschaften verbunden?

Dass in diesem pädagogisch legitimierten Umgang mit Sex bei Kindern auch eine Erklärung für den ungehemmten und manchmal höchst riskanten Umgang in sozialen Netzen im Internet mit erotischen Fotos, insbesondere Selfies, und mit intimen Botschaften beim Sexting zu suchen ist, wird nirgendwo thematisiert. Warum aber sollen Kinder und Jugendliche, die mit den Botschaften „Zeig mal!" und „Lass' alles wissen!" erzogen werden, keine erotischen Selfies und Offenbarungen über ihren Sex übers Internet verschicken (Abschn. 5.5)?

Offensichtlich müsste eigentlich auch sein, dass intime Kenntnisse voneinander der ideale Nährboden für Mobbing sind – in Spiel- und Lerngruppen gibt es immer Konkurrenten, Neider, Spötter oder einfach nur gedankenlose Jungen und Mädchen, die mit intimen Details anderer taktlos oder boshaft umgehen.

Außerdem wird nicht reflektiert, dass das eingeforderte Sprechen „von der eigenen Sexualität", also über eigene Erfahrungen und Gefühle, diejenigen Kinder und Jugendlichen, die dazu (noch) nichts Authentisches zu sagen haben oder in der Gruppe nichts sagen wollen, zum bloßen „Mitreden" veranlassen. Ein sich Verweigern fällt schwer. So lernen sie, was „man" so sagt, was „in", „out" oder „cool" oder „geil" ist und was andere in der Gruppe oder die pädagogische Fachkraft, deren Erwartung an das Gesagte meist nicht verborgen bleibt, hören wollen oder auch nicht. Das unauthentische Reden über die angeblich eigene Sexualität in „Zwangsgruppen" einer Kita oder einer Schulkasse kann zu einer oberflächlichen „Geschwätzigkeit" über Intimes anleiten. In den Medien mag solches Reden und Zerreden von Intimem unterhaltsam wirken, in der Partnerschaft kann es durchaus zu noch mehr Konflikten führen als das ehrliche „Ich kann oder möchte darüber nicht sprechen".

Auch hier ist klarzustellen: Sachliches Sprechen über Sexualität und die Auseinandersetzung mit sprachlich oder bildlich dargestellten Personen sind unbedingt zu fördern. Dargestellte Personen, mit deren Denken, Fühlen und Handeln sich ein Junge oder Mädchen identifizieren kann oder auch nicht, haben „Stellvertreterfunktion" und helfen Kindern und Jugendlichen, über Sexualität nachzudenken und sprachlich zu kommunizieren. Dafür bedarf es keiner intimen Bekenntnisse in der Öffentlichkeit – weder vor einem Pädagogen noch in der „Zwangsgruppe" Kita oder Schulklasse. Niederschwellige kostenlose Beratungsangebote für persönliche Gespräche außerhalb der Schule sollten selbstverständlich angeboten und bekannt gemacht werden.

Botschaft c: Kenn' dich aus und akzeptiere!
In letzter Zeit kommt in der „zeitgemäßen" Sexualerziehung eine weitere Botschaft hinzu, die wegen des gesellschaftspolitischen Kontextes öffentlich, wenn auch leider nicht immer sachlich diskutiert wird: In Folge des „Allgemeinen Gleichbehandlungsgesetzes" (AGG) – umgangssprachlich auch Antidiskriminierungsgesetz – von 2006 ist die Akzeptanz und nicht nur die schon weit verbreitete Toleranz sexueller Vielfalt politisch vorgegebenes Ziel. Gemeint sind alle nicht heteronormativen Lebensweisen, denen bis heute in vielen Punkten die Gleichwertigkeit und Gleichberechtigung abgesprochen wurde bzw. wird (Homo-, Bi-, Inter- und Transsexualität und Transidentität). Konzepte und Materialien zur Förderung dieser Akzeptanz hätten ein sozial- und sexualpädagogisches Meisterstück werden können. Dieses „Meisterstück" fehlt bisher.

> **Frage**
> Muss die Förderung von Akzeptanz sexueller Vielfalt gekoppelt sein mit der Förderung von sexueller Vielfalt?

Ein ausdrücklich diesem Ziel gewidmetes Material ist das Buch *Sexualpädagogik der Vielfalt* von Tuider et al. (2012), das mit neuen inhaltlichen Akzenten die proaktive, nicht nur sexualfreundliche, sondern auch sexualisierende Sexualerziehung anreichert und zugleich eine Enttabuisierung auf breiter Front von der Basis her vorantreibt. Beides ist m. E. nicht nötig, um das unterstützenswerte Ziel der Entdiskriminierung zu erreichen (vgl. Etschenberg 2017). Mit sexueller Vielfalt sind hier nicht nur die oben genannten Variationen von sexuellen Orientierungen und Identitäten gemeint, über die kaum fachlich fundierte Informationen geboten werden. Gemeint sind in dem Buch – unabhängig von Orientierungen und Identitäten – fast alle Facetten des Sexuallebens von Erwachsenen inkl. Sexualpraktiken, an die Kinder und Jugendliche handlungsorientiert, anschaulich und wertungsfrei herangeführt werden sollen. Dass dabei traditionellen Partnerschafts- und Familienformen grundsätzlich keine besondere Bedeutung mehr zugestanden wird, ist „logisch", da die proaktiv sexualisierende Sexualerziehung die Ideen und Forderungen einer „genderistischen" Sexualerziehung integriert hat und die bevorzugte Behandlung traditioneller Lebensstile als Verstoß gegen das Diskriminierungsverbot einstuft (Kap. 3).

Es gibt Übungen mit Vaginalkugeln, Peitsche und Taschenmuschi als Anschauungsmaterial und Übungen zur Konzeption und Bewerbung eines „Puffs für alle", in dem alle sexuellen Vorlieben bedient werden sollen (Tuider et al. 2012, S. 75), und zur Erfindung von „galaktischen" Sexpraktiken (S. 126). Wenn Kindern und Jugendlichen dazu Voraussetzungen bzw. die Vorstellungskraft fehlen, erhalten sie Informationen durch die Gruppenleitung und Ermutigung, „auch scheinbar Ekliges, Perverses und Verbotenes zu nennen" (S. 126) (Abschn. 1.4.2). Sie erfahren dabei, dass es offenbar so wichtig ist, über diese Dinge Bescheid zu wissen, dass dafür Unterrichtszeit eingeplant und verwendet wird. Bedenken von Fachleuten verschiedener Disziplinen bezüglich negativer Wirkungen dieser Konfrontation mit Erwachsenensexualität auf Kinder werden ignoriert. Ziel des Materials scheint es zu sein, nicht nur die Akzeptanz sexueller Vielfalt zu fördern, sondern die sexuelle Vielfalt selbst – und das kann eigentlich mit dem vorgeblich dies alles legitimierenden Antidiskriminierungsgesetz nicht gemeint sein, weil das nicht Aufgabe des Staates ist. Jedenfalls kann sich die Wirtschaft über diese Schützenhilfe nur freuen. Der Erotikbranche hilft das Vertrautmachen mit Sexspielzeug in Kita und Schule, Werbungskosten zu sparen.

Wieder ist klarzustellen: Auskünfte und Informationen über die Vielfältigkeit von Erwachsenensex müssen in Reaktion auf Fragen der SchülerInnen oder auf Vorkommnisse in der Schule oder in der Öffentlichkeit oder auf aktuelle Medieninhalte sachlich und sexualwissenschaftlich korrekt, das heißt auch vorurteilsfrei gegeben werden. Aber sie müssen zugleich pädagogisch reflektiert und alters- bzw. entwicklungsgerecht reduziert und aufbereitet werden. Moralische Bewertungen, sofern keine Schädigung oder Entwürdigung anderer zu befürchten ist, sollen zwar entfallen, aber Hinweise auf hygienische Risiken oder Verletzungsgefahren dürfen m. E. bei einer solchen Aufklärung nicht fehlen. Auch darf der Hinweis nicht fehlen: Manche Menschen brauchen und mögen solche Zusatzstimulantien, andere brauchen und mögen sie nicht. Diese Methode könnte dann auch nicht als Werbung für Sexualpraktiken und Sexspielzeug missverstanden werden und würde zu anderen Lernimpulsen führen, wäre dann aber auch sehr wahrscheinlich kein gedeihlicher Beitrag für das „goldene Kalb" Sex im Sinne der Wirtschaft.

2.9 Wie sehen die Auswirkungen auf das Marktsegment „Sex und Kinder" aus?

Das „goldene Kalb" macht bereits vieles möglich

Die moderne Herangehensweise an Sex in der Sexualerziehung lässt bereits bei vielen Kindern Sex zum „goldenen Kalb" werden, und mit ihren oben dargestellten Grundsätzen und Botschaften erleichtert sie es, Schritt für Schritt die traditionelle Rücksichtnahme auf Kinder in der Öffentlichkeit fallen zu lassen. Sowohl Kinder als auch Erwachsene gewöhnen sich an den Anblick von „sexuell" aktiven und mit Sex beschäftigten Kindern und bekommen den Eindruck, dass das normal und schadlos für die Kinder ist und dass Kinder selbst diesen Umgang mögen. Dieser Eindruck entsteht sicherlich in vielen Fällen, ohne dass es möglich wäre zu beweisen, dass es einen positiven Zusammenhang zwischen dem kindlichen Spaß „hier und jetzt" und späterer Zufriedenheit mit dem eigenen Sexualleben gibt. „Die Kinder wissen doch eh schon alles, warum noch irgendwas von ihnen fernhalten?", sagen bereits jetzt viele Erwachsene, fügen sich dem „Zeitgeist" und protestieren nur noch selten.

> **Frage**
> Welche Anzeichen sprechen dafür, dass der „Schonraum" für Kinder allmählich schwindet?

Die Anfänge, Beschränkungen im Marktsegment „Sex und Kinder" fallen zu lassen, sind – über die bereits oben genannten Beispiele hinaus – gemacht und zeigen den Trend:

- Immer häufiger werden im Familienprogramm des Fernsehens um 20.15 Uhr (z. B. in der Serie „Tatort") konkrete Sexszenen eingespielt, die weder Eltern noch Kinder zu dieser Tageszeit erwarten. Ein Beispiel: der Film *Hardcore* am 09.10.2017 (ARD), in dem realistische (auch „unappetitliche") Details vom Gruppensex im Pornomilieu gezeigt werden und sich viele fragen, was wird damit bezweckt – und meinen nicht den Inhalt, sondern die Sendezeit. Mit der üblichen Werbung für Produkte im Umfeld einer Sendung kann es eigentlich nichts zu tun haben, weil der Sender aus Rundfunkgebühren finanziert wird.
- Im Internet ist inzwischen alles an Sex in beiden Bedeutungen für Kinder frei verfügbar. Sogar auf dem speziell für Kinder (6–12 Jahre) eingerichteten und staatlich geförderten „sicheren" Suchportal www.fragfinn.de werden ihnen Seiten als kindgerecht angeboten, die nicht für sie bestimmt sind, so z. B. www.loveline.de, eine Aufklärungsseite der BZgA für Jugendliche. Darüber hinaus sind Seiten, die beim URL-Check von fragfinn.de, der von Eltern selbst durchgeführt werden kann, als „nicht freigegeben" bezeichnet werden, keineswegs vor dem Kinderzugriff sicher. Eltern müssten dazu ein spezielles Schutzprogramm installieren. Das Installieren und Nutzen eines Schutzprogramms bei einem von mehreren Personen benutzten PC in der Familie ist lästig. Ohne ein solches Programm gelangen Kinder aber z. B. auch auf angeblich nicht „freigegebene" Seiten.
Ein Beispiel: Der URL-Check für www.bravo.de (12.07.2017) führt zum Ergebnis: „Das Internetangebot http://www.bravo.de ist nicht für die fragFINN-Whitelist freigegeben." Auch für die Anfrage www.bravo.de/dr-sommer gibt es diese Auskunft. Eltern, die nach diesem URL-Check ihr Kind unbesorgt auf dem „sicheren" Kinderportal surfen lassen und glauben, es würde die für ihr Kind ungeeigneten Seiten der Bravo nicht erreichen, irren sich: Beim Suchwort „bravo.de" wird u. a. die Adresse angeboten „BRAVO.de-Bauer Advertising", und weiteres Suchen mit den Stichworten „dr. sommer bravo" führt Kinder doch auf verschiedene Dr. Sommer-Seiten der Bravo mit all ihren sexbezogenen Informationen und Abbildungen und schließlich auch zu einem Werbefilm für den Rasierer Gillette Venus (12.07.2017), der einen „zeitgemäßen" Beitrag zu einem modernen Sexualverhalten – natürlich mit Intimrasur – leistet.

- Symptomatisch für die Entwicklung hin zur „Zwangsaufklärung" an den Eltern vorbei ist auch der Beitrag *Ohne Dings kein Bums* in der Serie „Kummerkasten" des Kinderkanals (KIKA) vom 19.02.2017 (Abb. 2.12), in dem allerlei praktisch Anwendbares zum Thema Geschlechtsverkehr und Selbstbefriedigung für Kinder erzählt und veranschaulicht wird. Die zugehörige Grafik im Internet vermittelt den Eindruck eines intimen (oral-genitalen?) Kontaktes zwischen einer männlichen und einer unbekleideten weiblichen Person und ist überschrieben mit „Das Kinderangebot". Es wird in persönlicher Ansprache unterstellt, dass Kinder das alles über das „1. Mal" wissen wollen. Gegen dieses Lernangebot für Kinder gab es Proteste, aber solche Proteste kommen zu spät, wenn Kinder die Sendung bereits gesehen haben.
- Möglich wurde inzwischen auch, dass Kinder durch eine Plakataktion (2016) der Bundeszentrale für gesundheitliche Aufklärung (BZgA), die sich eindeutig an sexuell erfahrene Erwachsene richtet, in der Öffentlichkeit mit Sexdarstellungen konfrontiert werden und auf Themen wie Analverkehr, Partnerwechsel und Geschlechtskrankheiten aufmerksam

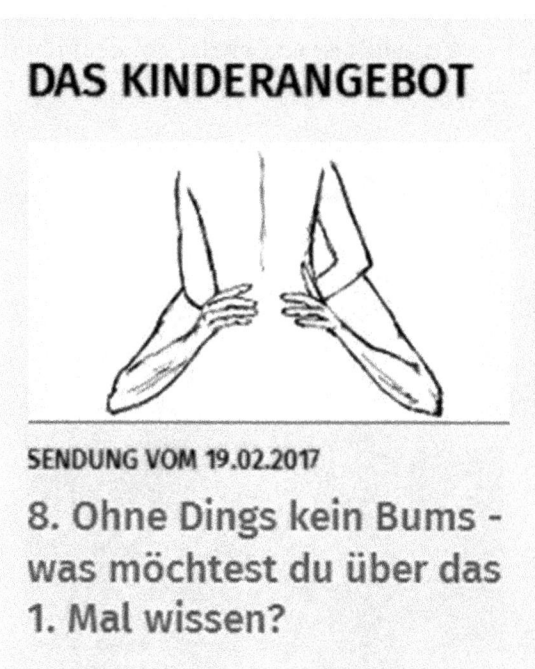

Abb. 2.12 Hinweis in der Mediathek auf die Sendung „Kummerkasten" im Kinderkanal des Fernsehens am 19.02.2017. (Screenshot 10.07.2017; Zitatrecht)

gemacht werden. Beispiel: die Darstellung einer mit Juckreiz im Schambereich kämpfenden Frau, die sich offenbar bei dem Sexualpartner, von dem sie sich getrennt hat, angesteckt hat. Text: „Dein Ex juckt dich noch immer?" (Abb. 2.13). Rücksicht auf Kinder?

- Dass der Schonraum für Kinder in der Werbung allmählich schwindet, sieht man auch daran, dass bei der automatisierten Einblendung von Werbung im Internet keine Rücksicht darauf genommen wird, ob die Hauptadressaten einer Seite Kinder sind. Beim Aufruf eines Informationsvideos bei www.helpster.de zur Handhabung einer „Strickliesel" (ein traditionelles Handarbeitsutensil für Kinder), das ich mir am 25.05.2016 zusammen mit einem Grundschulkind aus dem Iran ansehen wollte, sahen wir zuerst die Werbung für einen Minivibrator der Firma Orion – eine schwierige Ausgangslage für ein Gespräch mit einem Kind, das bis dahin nur elementarstes Wissen über Sex und Kinderkriegen hatte.

Dieses Vordringen sexueller Darstellungen über Medien und Öffentlichkeit bis in die Kinderwelt ist die „Straßenaufklärung" von heute (Abschn. 1.4.1). Nach dem Motto: „Und bist du nicht willig, dann brauch' ich Gewalt" werden aufklärungszögerliche Eltern, Erzieher und Lehrer einfach überrumpelt. Ob das den Kindern zuträglich ist und ob das mit dem Elternrecht auf häusliche individuell angepasste Sexualerziehung vereinbar ist, fragen nur noch

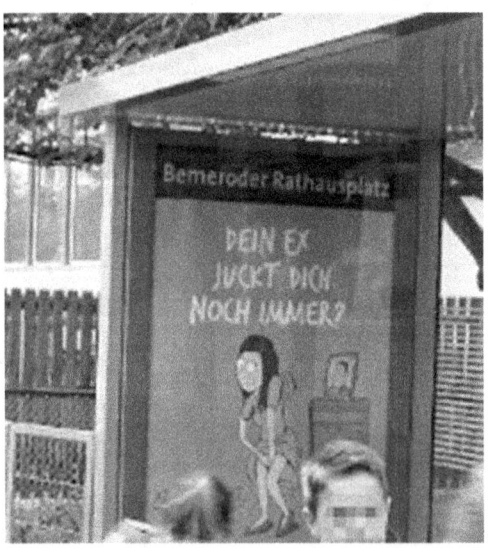

Abb. 2.13 Kinder an einer Bushaltestelle mit einem Plakat der BZgA 2016. (© G. Oberheide, www.derfreiejournalist.de)

wenige „Bedenkenträger", die dann gerne als prüde, rückwärtsgewandt, sexualfeindlich oder – auch wenn der Gegenstand der Kritik nichts mit Homosexualität zu tun hat – als homophob bezeichnet werden.

Jedenfalls wird das Marktsegment „Sex und Kinder" langsam, aber sicher freier von Repressionen. Immer jüngere Kinder können, flankiert von Botschaften einer proaktiv sexualisierenden Sexualerziehung, widerspruchslos einbezogen werden in das Konzept „Sex sells". Wie weit das gehen wird, bleibt abzuwarten, aber wir wissen ja, dass neben der Akzeptanz auf lange Sicht Reizsteigerung unverzichtbare Voraussetzung für das Funktionieren des Konzepts „Sex sells" ist.

2.10 Und was haben die Sexualpädagogen von ihrer Sexualpädagogik?

Sex sells – auch für Sexualpädagogen und Sexualpädagoginnen

Die moderne proaktiv sexualisierende Sexualpädagogik ist nicht nur eine Gedeihhilfe für die Chimäre zwischen „Goldesel" und „goldenem Kalb", sondern profitiert auch selbst davon.

> **Frage**
> Braucht Sexualerziehung „Sexperten"?

Fühlen sich Eltern, Kita und Schule durch das Thema Sex und die „moderne" Sexualerziehung überfordert, stehen SexualpädagogInnen mit Material und persönlichem Einsatz als „Sexperten" (Martin 2015, S. 15 ff.) auf Honorarbasis zur Unterstützung bereit. Es sind meist Sexualpädagogen und Sexualpädagoginnen, die an dem privaten Institut für Sexualpädagogik (isp, Gründungsmitglied: Uwe Sielert) auf ein abgestimmtes sexualpädagogisches Vorgehen vorbereitet werden. Die dem Institut personell nahestehende Gesellschaft für Sexualpädagogik (gsp e. V., Gründungsmitglied: Uwe Sielert) verleiht entsprechend fortgebildeten und erfahrenen SexualpädagogInnen ein intern entwickeltes Qualitätssiegel/Zertifikat, über das es keine externe Kontrolle gibt, das sie aber gegenüber Auftrag- oder Arbeitgebern als „professionelle SexualpädagogInnen" ausweisen soll[5]. Ein

---

[5] www.gsp-ev.de/angebote/zertifizierung; zugegriffen: 18.07.2017.

definiertes öffentlich kontrolliertes Berufsbild für SexualpädagogInnen gibt es in Deutschland nicht. Derart ausgezeichnete Sexualpädagogen und -pädagoginnen sind verpflichtet, Mitglied der gsp e. V. zu sein und zu bleiben, sodass eine längerfristige inhaltliche Abstimmung gewährleistet ist.

Es sei nochmals betont: Es kann der modernen Sexualpädagogik nicht unterstellt werden, dass ihre Grundsätze „marktorientiert" entwickelt wurden, aber man kann feststellen, dass sie dem Markt nützt und vielleicht auch deshalb Teil des „Mainstream" werden konnte. Dass ein neues Produkt vom Hersteller und seinen Mitstreitern protegiert und gegen Konkurrenz abgeschirmt wird, ist im Wirtschaftsleben selbstverständlich. Aber in der Sexualpädagogik bzw. Sexualerziehung, die vor allem wissenschaftlich fundiert die Interessen der Kinder und deren Eltern vertreten sollte, erzeugt der Eindruck Unbehagen, sie komme nicht nur den Interessen der Wirtschaft, sondern auch eigenen Interessen entgegen. Diese Vermutung drängt sich auf, wenn man das Angebot liest: „Nicht jede Lehrkraft ist zur vorurteilsfreien sexualpädagogischen Bildungsarbeit willens und in der Lage, sodass der Einbezug qualifizierter Fachkräfte und Initiativen unabdingbar ist" (Sielert 2014). Man fragt sich natürlich, welche Vorurteile hier gemeint sind und wie man sicher sein kann, dass die externen „qualifizierten Fachkräfte" vorurteilsfreie Bildungsarbeit leisten wollen und können (Kap. 3).

So werden die Weckung eines Bedarfs und das Angebot, den Bedarf zu befriedigen, zusammengeführt. Problematisch ist, dass eine vielfältige und in Teilen auch konkurrierende sexualpädagogische Praxis, in der unterschiedliche Konzepte und Methoden offen erprobt und sachlich diskutiert werden, derzeit offenbar nicht möglich ist. Von der BZgA und von pro familia, beide öffentlich gefördert, sind keine Alternativen zu erwarten.

Sexuelle Vielfalt und deren Akzeptanz werden propagiert und gefördert, aber die sexualpädagogische Vielfalt geht verloren.

Das bemerken viele Eltern nicht, weil sie entweder ihre Kinder in einer Kita oder Schule untergebracht haben, deren Sexualerziehungskonzepte mit ihren eigenen Vorstellungen übereinstimmen oder deren Erziehungskonzepte sie gar nicht kennen, weil z. B. keine Elternabende zum Thema Sexualerziehung abgehalten werden oder weil die eigentlich zuständigen Fachkräfte einer Einrichtung gar keine Auskunft geben können, wenn sie – verbreitete Praxis – bei sexualpädagogischen Angeboten von Externen den Gruppenraum verlassen.

Die für Erziehung und Bildung in Kitas und Schulen zuständigen Entscheidungsträger müssen sich den Vorwurf gefallen lassen, dass sie durch fehlende verbindliche Erzieher- und Lehrerausbildung und vor allem durch das Desinteresse an einer aktuellen konsensfähigen Konzeption von Sexualerziehung diese Situation mit herbeigeführt haben. Aber vielleicht ist das ja auch so gewollt – aus undurchschaubaren Motiven und mit undurchschaubaren Zielen.

2.11 Was können Eltern tun?

Eltern sollten sich interessieren und einmischen

Die Analyse zeigt, dass die aktuelle Sexualpädagogik dem Prinzip „Sex sells" wirksame Schützenhilfe liefert. Leider kann weder wissenschaftlich noch erfahrungsbasiert etwas Gesichertes darüber ausgesagt werden, ob das, was in der Sexualpädagogik derzeit vertreten wird, auf lange Sicht gut für die Kinder ist und ob Kinder das von sich aus wirklich wünschen und mögen. Experimente und Parallelversuche sind nicht möglich, und Langzeitstudien liegen nicht vor und sind meines Wissens auch nicht in Auftrag gegeben.

Sexualpädagogik bzw. die praktische Umsetzung in Sexualerziehung basiert vor allem auf Vorannahmen „überzeugter" Erwachsener, die Sexualerziehung – auf welcher Basis und aus welchem Interesse heraus auch immer – in dieser oder jener Form fordern und fördern. Das gilt natürlich für jedwede sexualpädagogische Ausrichtung – nicht nur für die aktuelle proaktiv sexualisierende.

Eltern standen dem öffentlichen, medialen und institutionellen Umgang mit Sexualität immer schon machtlos gegenüber. Eltern, die damit kein Problem haben, brauchen sich auch über die derzeitige Entwicklung keine Gedanken zu machen. Vielleicht bedauern sie, nicht selbst nach den modernen Grundsätzen erzogen worden zu sein, vielleicht überlegen sie aber in ein paar Jahren, ob das alles ihren Kindern gut getan hat und ob sie das selber so gewollt haben.

Eltern, die mit dem derzeit allseits propagierten öffentlichen und pädagogischen Umgang mit Sexualität nicht einverstanden sind und sich Sorgen machen über Nebeneffekte und Langzeitwirkungen, müssen sich heute viel Mühe geben, ihre Kinder nicht zum Objekt und Produkt wirtschaftlicher Interessen und einer diesen dienlichen Sexualpädagogik werden zu lassen.

Frage
Wofür sollten sich Eltern interessieren?

Sie sollten auf der Hut sein

- bei der Wahl von Spielzeug (vor allem Puppen), von Kleidung und von Aufklärungsbüchern und auf deren „Botschaften" achten;
- bei der Auswahl von Kindersendungen im Fernsehen und von ungefilterten Internetangeboten einschl. Computerspielen.

Sie sollten sich interessieren

- für das Erziehungskonzept der Kita, vor allem für die geplanten Spiele und Methoden und den Umgang mit Nacktsein in der Gruppe;
- für das, was in der Sexualerziehung in der Schule abläuft bzw. darauf achten, ob sie informiert werden;
- dafür, welche externen Personengruppen an der Sexualerziehung beteiligt werden;
- für eine evtl. vorhandene oder nicht vorhandene schulinterne Kleiderordnung (z. B. Zulässigkeit von Hotpants oder bauchfreien T-Shirts) und Duschordnung nach dem Sport.

Sie sollten Elternabende besuchen und sich mit anderen Eltern und zuständigen Lehrkräften und ErzieherInnen austauschen.

Zusätzlich sollten sich Eltern beobachten, welchen Umgang mit dem Prinzip „Sex sells" sie Kindern bewusst oder unbewusst vorleben. Hofieren sie das „goldene Kalb" Sex, unterstützen sie den „Goldesel" Sex, oder sind sie eher zurückhaltend in ihrer persönlichen Gedeihhilfe für diese Chimäre?

Dass das alles von vielen Eltern wegen der Vielfalt der Faktoren im Alltag kaum zu leisten ist, selbst wenn sie wollen, braucht hier wohl nicht näher erläutert zu werden. Den Profiteuren soll's recht sein.

Besondere Sorge bereitet das „goldene Kalb" Sex den Eltern von Kindern, die aus physischen oder psychischen oder auch finanziellen Gründen nicht mithalten können. Die Lebenserfahrung zeigt, dass es vielen Menschen entweder von Jugend an oder im Laufe des Lebens nicht vergönnt ist, beim Sex im Sinne attraktiver Geschlechtlichkeit oder im Sinne von lustoptimiertem Sex-Haben mithalten zu können. Das „goldene Kalb" erzeugt bei diesen Menschen ein permanentes Defiziterleben – man kann auch sagen, einen Dauerfrust. Das ist ein hoher Preis für den Profit, den andere durch die Chimäre zwischen „goldenem Kalb" und „Goldesel" haben.

> **Frage**
> Und wie wird die Entwicklung weitergehen?

Irgendwann ist „das Ende der Fahnenstange" erreicht. Eine Steigerung der Anreize und eine Steigerung dessen, was akzeptiert wird, wird irgendwann nicht mehr möglich sein, selbst wenn alle bisher geltenden Tabugrenzen überschritten sind. Ein Neustart würde erforderlich – dazu müsste es aber zuerst eine neue Ära der Prüderie geben –, oder aber Sex wird wegen „Übersättigung" uninteressant. Beides wäre schade!

Nur eines scheint sicher: *Das Verschwinden der Kindheit* (Neil Postman 1983) macht Fortschritte. Das ist eine Feststellung, keine Bewertung. Das in dieser Aussage mitklingende Bedauern ist eine subjektive Einschätzung.

Fazit

Alle Lebensbereiche in unserer Gesellschaft sind marktwirtschaftlich motivierten Entwicklungen ausgesetzt – sei es die Ernährung, der Sport, der Kulturbetrieb, das Einkaufsverhalten, die Kommunikation oder die medizinische und pflegerische Versorgung. Dass auch die Sexualität des Menschen und sein Sexualverhalten davon erfasst werden, ist selbstverständlich. Aber ist es auch als selbstverständlich und widerspruchslos hinzunehmen, dass Kinder und Jugendliche einerseits immer mehr einbezogen werden in das Prinzip „Sex sells" und durch sexualpädagogisch legitimierte Botschaften und Methoden in Kita und Schule auf marktgefälliges Verhalten vorbereitet werden? Zu wünschen ist eine – auch öffentlich geförderte und gewürdigte – Sexualpädagogik, die theoretisch und praktisch Alternativen zur Gedeihhilfe für die Chimäre zwischen Goldesel und goldenem Kalb in der Sexualerziehung bereitstellt und anbietet.

Literatur

Allemann U (1992) Babyficker. Wien
Der Spiegel (1991) Es geht keusch zu. Der Spiegel 28:175
Etschenberg K (2014) Barbies Enkel. Pädagogik 10:36–39
Etschenberg K (2017) Proaktiv sexualisierende Sexualerziehung – cui bono? www.etschenberg.org\sexualerziehung
Henning AM, Bremer-Olszewski T (2012) Make Love – ein Aufklärungsbuch. Berlin

Herrath F, Sielert U (1991) Lisa und Jan – Ein Aufklärungsbuch für Kinder und ihre Eltern. Weinheim
Kleinschmidt L, Martin B, Seibel A (1994) lieben kuscheln schmusen, 2. Aufl. pro familia NRW, Münster
Martin B (2015) Sexperten unterwegs. sozialmagazin 1–2:60–65
McBride W, Fleischhauer-Hardt H, Kentler H (1974) Zeig mal! Wuppertal
McBride W, Herrath F, Sielert U (1988) Zeig mal mehr! Wuppertal
Postman N (1983) Das Verschwinden der Kindheit. München
Sielert U, Keil S (Hrsg) (1993) Sexualpädagogische Materialien für die Jugendarbeit in Freizeit und Schule. Weinheim
Sielert U (2014) Stellungnahme zum Antrag der Fraktionen der SPD und der Bündnis90/Die Grünen. Drs. 17/1333 zum Thema der sexuellen und geschlechtlichen Identitäten als Thema der Schule. Kiel 1.9.2014, Blatt 30 ff. http://derfreiejournalist.de/downloads/fruehsexualisierung/20141020_LT-Kultusausschuss-Anhoerung17–1333_Eingaben001–033.pdf
Tuider E, Müller M, Timmermanns St, Bruns-Bachmann P, Koppermann C (2012) Sexualpädagogik der Vielfalt – Praxismethoden zu Identitäten, Beziehungen, Körper und Prävention für Schule und Jugendarbeit, 2. überarb. Aufl. Weinheim
Valtl K (1998) Sexualpädagogik in der Schule. Weinheim

3

Sexualpädagogik: vom Regen in die Traufe?
Wurde unser Umgang mit Sexualität durch die moderne Sexualpädagogik befreit oder wird alte Bevormundung durch neue Bevormundung ersetzt?

3.1 Wie kommt man zu so einer Frage?

Das Indoktrinationsverbot soll Kinder und Eltern vor „missionarischem" Eifer in der institutionalisierten Sexualerziehung schützen

Moderne Sexualerziehung ist sexualfreundlich, nennt sich emanzipatorisch oder neo-emanzipatorisch und beansprucht für sich, in der Theorie von einer wissenschaftlich fundierten Sexualpädagogik und praktisch von professionellen „Sexperten" vertreten zu werden. Außerdem wird sie von renommierten Institutionen, wie der Bundeszentrale für gesundheitliche Aufklärung (Abteilung Sexualaufklärung, Verhütung, Familienplanung) und der pro familia e. V. unterstützt und somit auch staatlicherseits ideell und finanziell gefördert.

Damit müsste eigentlich die Basis geschaffen sein, auf der fortschrittlich und zeitgemäß denkende Eltern ihre Kinder sexualpädagogischen Einflüssen in Kita und Schule anvertrauen können.

> **Frage**
>
> Was schützt in Kita und Schule vor „missionarischem Eifer"?

Eltern müssen vor allem darauf vertrauen können, dass ihre Kinder im staatlich verordneten Unterricht keinem irgendwie gearteten „missionarischen" sexualpädagogischen Eifer ausgesetzt werden, der Ziele, Ideen und Interessen von Gruppen in unserer Gesellschaft favorisiert, ohne dass dies ausdrücklich offen gelegt wird. Das seit den Empfehlungen der Kultusministerkonferenz zur Sexualerziehung an Schulen 1968 immer wieder in Richtlinien und Gerichtsurteilen betonte Indoktrinationsverbot in der schulischen Sexualerziehung soll Eltern und Kinder vor einseitig weltanschaulich motivierter Sexualpädagogik schützen und Sexualaufklärung und -erziehung auf wissenschaftlich abgesicherter Basis garantieren. Der früher üblichen kirchlichen, insbesondere katholischen Einflussnahme auf die schulische Sexualerziehung wurde der Boden entzogen. Selbstverständlich ist sie in katholischen Kitas und Schulen und im Religionsunterricht weiterhin wirksam und entspricht dort den Wünschen und Erwartungen der Eltern. Aber eine Sexualerziehung, die sich schwerpunktmäßig an einer Religion oder einer Weltanschauung oder Ideologie, der nur ein Teil der Bevölkerung anhängt, orientiert, kann nicht als verbindliche Basis für alle akzeptiert werden, auch wenn christliche Wertvorstellungen jedweder Erziehung in unserer Gesellschaft weiterhin zugrunde liegen.

Das Indoktrinations- und Werbeverbot an Schulen soll Eltern und Kinder auch vor einem pädagogisch kaschierten Lobbyismus schützen, den es nicht nur seitens wirtschaftlich, sondern auch seitens ideell motivierter Interessengruppen gibt.

Ich selbst – damals Lehrerin an einer Hauptschule in NRW – habe es als Befreiung empfunden, als die Empfehlungen der Kultusministerkonferenz 1968 und kurze Zeit später die Richtlinien zur Sexualerziehung NRW veröffentlicht wurden und ich im Unterricht das Thema Sexualität in diesem Sinne behandeln durfte. Bei allem Respekt vor Menschen, die sich in ihrem persönlichen Sexualleben nach Grundsätzen der katholischen Kirche richten und ihre eigenen Kinder danach erziehen, war ich doch in meiner Rolle als Lehrerin davon überzeugt, dass die katholischen Grundsätze des Umgangs mit Sexualität in wichtigen Punkten kein Rahmen für staatliche schulische Sexualerziehung sein konnten. Wie sähe die Welt hier und heute aus, wenn z. B. Aufklärung über sichere empfängnisregelnde bzw. -verhütende Maßnahmen staatlicherseits unterdrückt würde, und wie sähe unser soziales Miteinander aus, wenn die Vorstellungen von akzeptabler sexueller Partnerschaft der katholischen Kirche vorherrschend geblieben wären?

Frage

Was ist mit der Redewendung „vom Regen in die Traufe" gemeint?

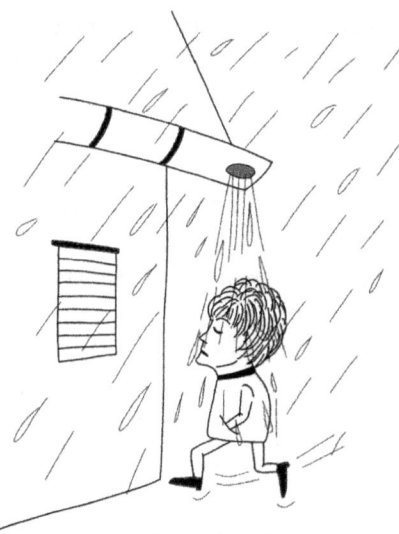

Abb. 3.1 Vom Regen in die Traufe – eine Veranschaulichung. (Mit freundlicher Genehmigung von © K. Etschenberg 2019. All Rights Reserved)

Was veranlasst mich nun heute, trotz meines jahrelangen hoch motivierten beruflichen Engagements für eine zeitgemäße Sexualaufklärung und -erziehung in der Schule[1] die vielleicht etwas zynisch wirkende Frage zu stellen, ob Sexualpädagogik uns vom Regen in die Traufe geführt hat?

Für Leser und Leserinnen, denen die Bedeutung der Redensart „vom Regen in die Traufe" nicht geläufig ist: Im Regen zu stehen und nass zu werden ist unangenehm, dabei aber unter die Abtropfkante (Traufe) eines geneigten Daches ohne oder mit defekter Regenrinne zu geraten (Abb. 3.1), ist fast noch unangenehmer. Bei Regen hält man ein Dach für etwas, was schützt. Doch wenn man unter dem falschen Dach bzw. an der falschen Stelle eines Daches Schutz sucht, kann es geschehen, dass man zu spät merkt: Man wird da genauso nass wie im Regen.

So befasst sich dieses Kapitel zuerst mit Merkmalen der traditionellen, vor allem katholisch[2] geprägten Sexualpädagogik, die hier mit dem „Regen" gemeint sind, und dann mit Merkmalen „moderner" Sexualpädagogik, die den Vergleich mit der „Traufe" nahe legen. Ich habe den Eindruck: Da gibt es Ähnlichkeiten, die Unbehagen verursachen. Es geht also um die Frage:

---

[1] siehe Literaturverzeichnis unter www.etschenberg.org/über mich.

[2] Ich nehme hier nur Bezug auf Grundsätze der katholischen Kirche, weil sie einheitlicher und mir vertrauter sind als die anderer christlicher Glaubensgemeinschaften.

Was hat das Abwägen von Unangenehmem im Sinne von „Regen und Traufe" mit aktueller Sexualpädagogik zu tun, die sich doch vordergründig wohltuend von der traditionellen abhebt?

3.2 Wie sah und sieht der „Regen" aus?

Religiös begründete Normen bestimmen, was Sexualerziehung zu leisten hat

Der unangenehme Regen, dem zu entgehen von vielen Menschen als Wohltat empfunden wurde und wird, sind die sexualpädagogisch relevanten Grundsätze der katholischen Kirche, die man zu zentralen Fragen kurz unter drei Punkten zusammenfassen kann.

3.2.1 Sexuelle Lust: darf sein, aber nicht als Selbstzweck

Sexualität und die damit verbundene Lust soll nicht ohne den möglichen Zusammenhang mit der Fortpflanzung ausgelebt werden. Der Mensch interpretierte vor Jahrhunderten Naturphänomene als Werk eines Schöpfers und musste – mangels naturwissenschaftlicher Erkenntnisse – den Eindruck haben, dass Sexualität „von Natur aus", also gottgewollt, dazu „erschaffen" wurde, Fortpflanzung zu ermöglichen. Eng damit verbunden ist der „naturalistische Fehlschluss"[3]: Es ist natürlich, dass Sexualität und vor allem Sex-Haben in engem Zusammenhang steht mit Fortpflanzung. Weil das natürlich ist, sei es auch gut und solle deshalb so sein. Die zutreffende Beschreibung eines Ist-Zustandes führt hier zu einer unzulässigen Propaganda für einen Soll-Zustand. Der Glaube an einen Schöpfer führt zu der Annahme, Sexualität habe – wie viele andere Naturphänomene – einen „Sinn" und damit einen vorbestimmten Zweck, den es zu erfüllen gilt. „In seiner Predigttätigkeit lehrte Jesus unmissverständlich den ursprünglichen Sinn der Vereinigung von Mann und Frau, wie sie der Schöpfer zu Beginn gewollt hatte" (Ecclesia Catholica 1993, S. 434). Dieser Sinn wird in einem teleologischen Weltbild, wie u. a. im katholischen Glauben, zur Norm erhoben, nach der sich Verhalten zu richten hat – so auch die Sexualerziehung. Nur die Methoden, wie man in der Erziehung diese Norm vermittelt, können diskutiert werden.

---

[3]Der „naturalistische Fehlschluss" ist ein häufig anzutreffender Versuch, aus Gegebenheiten in der Natur – ohne Offenlegung zusätzlicher Vorannahmen und Werturteile – Verhaltensnormen abzuleiten.

Kurz zusammengefasst: Dem Menschen sei Sexualität gegeben, damit er sich im Rahmen – und diese Bedingung kommt hinzu – einer heterosexuellen Ehe fortpflanzen könne, mit der Konsequenz, dass der mit Sex verbundene Lustgewinn als Selbstzweck nicht zu akzeptieren sei. In der Ehe von Mann und Frau sind gewisse Freiheiten bei den Sexualpraktiken zulässig, wenn sie der Partnerbindung dienlich sind.

> **Frage**
> Wie sehen die traditionellen Grundsätze aus?

Dass ausgelebte Sexualität nur im Rahmen einer auf Dauer angelegten Partnerschaft (Ehe) erwünscht war, hatte Vorteile für die Versorgung einer Mutter und eines eventuell gezeugten Kindes. Weitere „logische" Folgerungen dieses Konzepts: Der Vorsatz, trotz Vollzugs der Ehe durch Geschlechtsverkehr grundsätzlich kinderlos zu bleiben, stellt die Gültigkeit der kirchlichen Trauung (Sakrament der Ehe) infrage. Empfängnisverhütung darf nur durch Ausnutzung des biologischen Rhythmus von fruchtbaren und unfruchtbaren Tagen der Frau praktiziert werden. Kindern werden Bedürfnisse nach „sexuellem" Lustgewinn und das Recht auf diesbezügliche Aktivitäten abgesprochen. Jugendlichen wird sexuelle Enthaltsamkeit bis zur Ehe – Mädchen in Form körperlicher Jungfräulichkeit – abverlangt. Menschen mit dem Wunsch nach nicht heterosexuellem bzw. Fortpflanzung ermöglichendem Sexualleben wird Verzicht zugemutet.

Trotz der sich anbahnenden Veränderungen, die sich u. a. in den Empfehlungen zur Sexualerziehung an Schulen widerspiegeln, mussten Lehrer und Lehrerinnen meiner Generation nach 1968 verstehen lernen, dass viele „Sexualpädagogen" der Nachkriegsjahre in ihrem Denken befangen waren und blieben durch die kirchlichen Vorgaben und Standards, auch wenn sie Kindern und Jugendlichen gegenüber offener mit dem Thema Sexualität umgingen als früher. Als Beispiel sei Kurt Seelmann angeführt, der ein weit verbreitetes, in mehrere Sprachen übersetztes, gut zu lesendes kleines Aufklärungsbuch *Woher kommen die kleinen Buben und Mädel?* (1967, 1. Aufl. 1959) geschrieben hat. Sachlich korrekt klärt er die jungen Leser und Leserinnen über Geschlechtsorgane, Pubertät, Zeugung, Schwangerschaft und Geburt auf. Über die auch bei Kindern schon vorhandene Lustfunktion der Geschlechtsorgane schweigt er sich aber aus. Beim Mädchen gibt es keine Klitoris, und dem Jungen wird im Falle einer Gliedversteifung geraten: „Denkt der Bub schnell an etwas ganz anderes, macht er z. B.

schnell ein paar schwere Kopfrechnungen, dann klingt die Steifheit wieder ab. Auf keinen Fall soll der Junge mit der Hand nach dem Penis fassen. Da wird es meist nur schlimmer" (1968, S. 70).

3.2.2 Die Geschlechterfrage: verwurzelt in Mythen

Neben diesen Grundsätzen, die sich vor allem auf die mögliche Lustfunktion von Sexualität beziehen, ist von hoher lebenspraktischer Relevanz die Überzeugung, die Rolle von Mann und Frau sei durch ihre unterschiedlichen biologischen Aufgaben bei der Fortpflanzung definiert bzw. vorprogrammiert und sei in allen Lebensbereichen „von Natur aus" eng gekoppelt an das biologische Geschlecht. Kennzeichnend für diese Sichtweise ist die Verwendung des Adjektivs „geschlechtsspezifisch", das man bei unvoreingenommener Betrachtung der Geschlechter in ihren vielfältigen Ausprägungen und bei korrekter Anwendung des Adjektivs nur sehr begrenzt und nur im Zusammenhang mit den „spezifischen" Funktionen bei der Fortpflanzung benutzen darf.

Basis für die problematische Sicht, die sich bezüglich Geschlechtergerechtigkeit und Umgang mit sexueller – auch intersexueller – Vielfalt in unserer Kultur als Ballast ausgewirkt hat und immer noch auswirkt, sind vor allem zwei Textstellen im alttestamentarischen Schöpfungsbericht bzw. in den Schöpfungsmythen:

- „Gott schuf den Menschen nach seinem Bilde; nach dem Bilde Gottes schuf er ihn. Als Mann und Frau erschuf er sie" (Genesis 1,27, zitiert nach Ecclesia Catholica 1993, S. 122).
- „Es ist nicht gut, dass der Mensch allein bleibt. Ich will ihm eine Hilfe machen, die ihm entspricht" (Genesis 2,18, zitiert nach Ecclesia Catholica 1993, S. 125/126)

> **Frage**
> Welche biblischen Botschaften zur Geschlechterfrage wirken nach?

Daraus abzulesen sind zwei Botschaften: Es ist Gottes Wille, dass es zwei Kategorien Mensch gibt, den männlichen und den weiblichen, die man – ein anderes Unterscheidungsmerkmal gab es bis in die jüngste Vergangenheit nicht – an ihren angeborenen äußeren biologischen Merkmalen (Geschlechtsorganen) erkennen kann und denen jeder Mensch zuzuordnen ist. Physische und psychische intersexuelle Phänomene sind demnach Abweichungen vom Schöpfungsplan und korrekturbedürftig.

Außerdem ist abzulesen, dass der Mann vorrangig als Ebenbild Gottes erschaffen wurde, während die Frau „ihm zuliebe" hinterher erschaffen wurde (Abb. 3.2). Die Nachrangigkeit alles Weiblichen (auch in biologisch „männlichen" Körpern) erscheint als Teil des Schöpfungsplans, und der entsprechende Umgang mit ihr erscheint legitim.

Dem Argument, so eng am Alten Testament orientiere sich doch heute kaum noch jemand, ist entgegenzuhalten:

- Kinder in der Grundschule lernen im katholischen Religionsunterricht nahezu wörtlich diese Texte zum Thema Mann und Frau u. a. aus einem weit verbreiteten Unterrichtswerk (Halbfas 2010, S. 9–10), und zwar meist, ohne im Sachunterricht zeitnah kindgerecht vereinfacht wissenschaftlich Gesichertes über die Geschlechtsentwicklung bzw. über das Männlich- oder Weiblichwerden des Menschen zu erfahren.

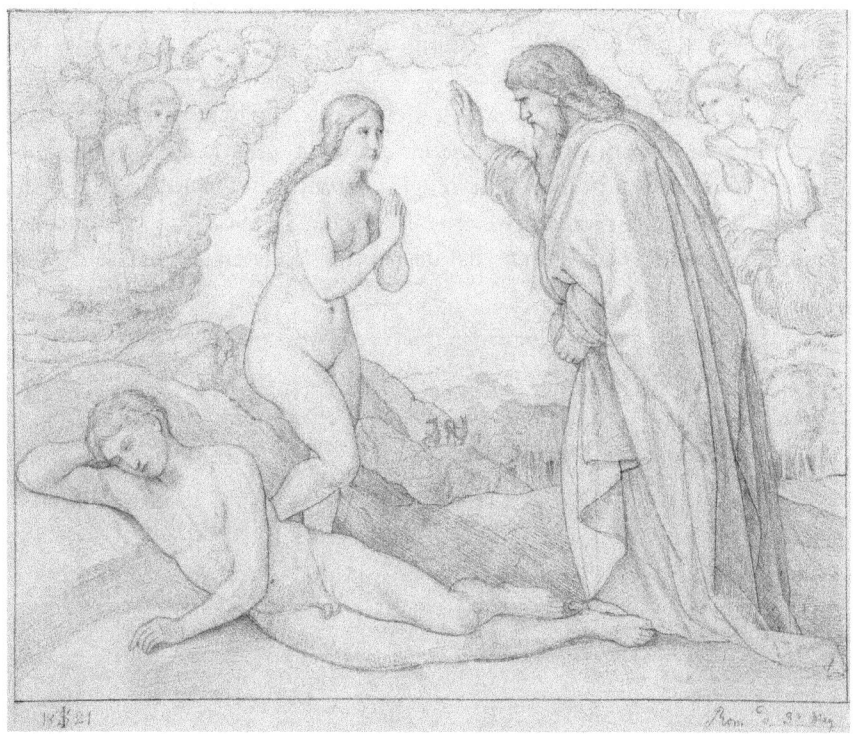

Abb. 3.2 Erschaffung Evas. (Julius Schnorr von Carolsfeld, 1821, mit freundlicher Genehmigung des Clemens-Sels-Museums, Neuss)

- Zweifellos wirken diese Mythen wie Schatten im Denken und Werten vieler Menschen in unserer Kultur nach, insbesondere bei älteren Menschen, die in diesem Sinne Kinder und Enkelkinder beeinflussen. Den Vers „Der Mann muss hinaus ins feindliche Leben, muss wirken und streben … und drinnen waltet die züchtige Hausfrau, die Mutter der Kinder …" (*Das Lied von der Glocke,* Schiller 1799) kennt fast jeder (Schlüsselszene in Abb. 3.3 beispielhaft illustriert). Beeindruckend „schön" hat Ludwig Richter den Text in 16 mit Blumen, Girlanden, Vögeln und Engelchen reich verzierten Holzschnitten bildlich dargestellt und dabei – ganz im Stil der damaligen Zeit – die Lebenssituation von Mann und Frau in einem harmonisch-romantisch anmutenden Licht erscheinen lassen („Mannesleben" und „Die Hausfrau", Richter ca. 1880).

Doch gab es sicherlich schon jahrhundertelang viele „hinausstrebende" Männer und „drinnen waltende Frauen", für die die Situation alles andere als harmonisch und romantisch war, sondern vor allem eine Lebensweise, in die sie hineingedrängt wurden und zu der es keine Alternative zu geben schien. Und wie viele Mädchen und Jungen müssen auch heute noch hören: Das ist so oder so oder soll so oder so sein, weil du ein Mädchen oder weil du ein Junge bist – völlig unabhängig davon, wie sie es selbst empfinden.

So werden auch in dem bereits zitierten sexualpädagogischen Bestseller von Kurt Seelmann noch deutlicher als beim Thema Lust beim Thema Geschlechterrollen traditionelle religiös verwurzelte Grundsätze vertreten. „Mann und Frau sind ja zweierlei Menschen" (1968, S. 39), und demzufolge ist „ein Vater anders als die Mutter … Man schätzt sein Wissen

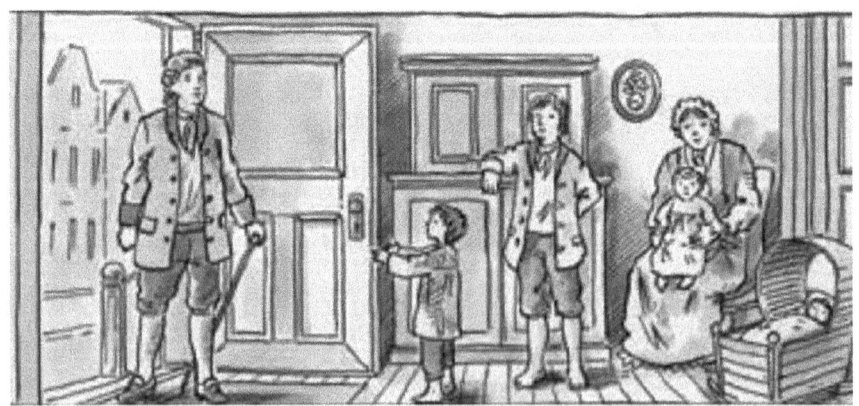

Abb. 3.3 „Der Mann muss hinaus …" Traditionelles Mannes- und Frauenleben. (© Hendrik Kranenberg)

und seine Gerechtigkeit ... und [er] erreicht auch mehr, wenn er einmal mit dem Lehrer oder Direktor der Schule spricht". Vor allem sorgt er „für unsere Lebenssicherheit". Die Mutter ist „unsere Vertraute", macht es „zuhause recht gemütlich", ist aber nach „dem Großreinemachen oder nach einem Waschtag todmüde" und redet dann auch nicht mehr gerne usw. usw. Als hätten nicht längst spätestens die Kriegs- und Nachkriegsjahre offenkundig werden lassen, dass Frauen „ihren Mann stehen" können und wollen, auch wenn sie beim Kinderkriegen zwangsläufig immer noch die gleiche Funktion haben wie eh und je. Und dass biologisch männliche Menschen keineswegs immer „hinaus ins feindliche Leben" wollen und auch nicht müssen, wenn man sie nicht mit „Staatsgewalt" zwingt, war eigentlich auch schon lange bekannt.

Es verwundert nicht, dass in dem Büchlein die Möglichkeit einer nicht heterosexuellen Orientierung und homosexuellen Lebensweise mit keinem Wort erwähnt wird – das wirkt in der damaligen Leserschaft vielfach heute noch in ihren Vorurteilen nach.

- Einige gesellschaftliche Bereiche wurden und werden seit Jahrhunderten von den zitierten alttestamentarischen Botschaften mehr oder weniger deutlich beeinflusst, und es fällt vielen Menschen schwer, den ideologischen Ursprung und Charakter zu erkennen. Für Geschlechterfragen fühlen sich zudem mehrere Natur- und Geisteswissenschaften mit unterschiedlichen Begriffen, Sichtweisen und Forschungsergebnissen, außerdem Politik, Wirtschaft, Justiz, Kultur, Medienwelt usw. zuständig und transportieren häufig bewusst oder unbewusst Vorstellungen von traditionellen Geschlechterrollen auf vielfältige, zum Teil kaschierte Weise. Dabei geht es dann sowohl bei Männern als auch bei Frauen auch um Privilegien (u. a. z. B. um Positionen in Vorstandsetagen einerseits oder um die Sorgehoheit über Kinder andererseits).

3.2.3 „Gutes" Sexualverhalten: Glaubensinhalte, einige mit rationalem Kern

Tragendes Gerüst für diese Sichtweisen sind „Glaubensinhalte", die sich der wissenschaftlichen, insbesondere der naturwissenschaftlichen Überprüfung entziehen, die aber dennoch – mit Hinweis auf negative Folgen im Diesseits oder Jenseits – nicht angezweifelt werden dürfen. Die Kirche bzw. ihre Vertreter nehmen auf dieser Basis für sich die „Deutungshoheit" über „gutes" Sexualverhalten in Anspruch: „Guter" Sex ist der, der in der heterosexuellen Ehe stattfindet und derjenige, der Kinderkriegen nicht ausschließt. Wer dies ernsthaft anzweifelt oder dem zuwiderhandelt, setzt sich Vorwürfen aus. Unsittlich, schamlos, unkeusch, widernatürlich, sündig sind die Adjektive, die Zuwiderhandelnden und -denkenden zugeschrieben werden.

> **Frage**
> Hatten restriktive sexualmoralische Grundsätze auch ihr Gutes?

Diese sexualmoralischen Grundsätze waren – früher! – durchaus auch ein Schutz gegen ungewollte und außereheliche Schwangerschaften – es gab schließlich weder wirksame Verhütungsmittel noch gefahrlose Methoden des Schwangerschaftsabbruchs noch die Möglichkeit, die biologische Vaterschaft nachzuweisen. Eine soziale Absicherung für unverheiratete Mütter und deren Kinder gab es nicht. Die „sexualunterdrückenden" Grundsätze waren auch ein Schutz gegen die Ausbreitung von Geschlechtskrankheiten und deren Folgen für Volksgesundheit und Familiengründung.

Heute ist der „rationale Kern", der viele der zitierten Grundsätze erträglich machte, verloren gegangen. Für die meisten der sexuell übertragbaren Krankheiten gibt es Medikamente (u. a. Penicillin seit 1941) oder Impfungen (z. B. gegen Hepatitis B) oder lebensverlängernde Therapien (z. B. für Menschen mit HIV) und wirksamen Schutz durch sehr sichere Kondome. Vaterschaft kann durch Gentests nachgewiesen werden, ungewollten Schwangerschaften kann effektiv (vor allem durch „Antibabypillen" seit 1961) vorgebeugt werden, und zur Not kann unter bestimmten Bedingungen durch einen Schwangerschaftsabbruch die Geburt eines ungewollten Kindes straffrei verhindert werden.

Alleinerziehende Mütter sind zwar in der Regel schlechter gestellt als verheiratete Frauen, sind aber im Prinzip sozial abgesichert. Dass es sich bei biologisch weiblichen und biologisch männlichen Menschen nicht um „zweierlei Menschen" (Seelmann 1968, S. 7) handelt, sondern um zwei Varianten, die sich erst in der vor- und nachgeburtlichen Entwicklung in die eine oder andere Richtung oder intersexuell mehr oder weder eindeutig ausdifferenzieren, ist seit über 100 Jahren belegt (vgl. Hirschfeld 1930), wenn auch nicht hinreichend in der Allgemeinbevölkerung bekannt (gemacht). Und – last, not least – dass es bei biologisch weiblichen und männlichen Menschen – stammesgeschichtlich erklärbar – bestimmte Eigenschaften, Stärken und Schwächen, Vorlieben und Aversionen zwar statistisch gehäuft, aber nicht geschlechtsgebunden, also nicht geschlechts„spezifisch" unterschiedlich ausgeprägt sind und stark von Erziehung und kulturellem Umfeld geprägt werden, ist auch inzwischen hinreichend bekannt, wenn auch oft entweder ignoriert oder fehlinterpretiert unter Missachtung des Rechts auf ein selbstbestimmtes Leben – egal ob in einem männlichen oder weiblichen oder männlich-weiblichen Körper.

Objektiv nachweisbare schädliche Folgen sexueller Handlungen „just for fun", wie z. B. von Selbstbefriedigung oder Sex außerhalb fester heterosexueller Beziehungen, gibt es offenbar nicht. Nachdem sich das herumgesprochen hat und Sexualforscher wie vorneweg Alfred Kinsey (Kinsey et al. 1954, 1955) öffentlich gemacht haben, wie verbreitet all die verpönten sexuellen Vorlieben und Verhaltensweisen sind, mochten sich viele Menschen vieles nicht mehr verbieten oder madig machen lassen.

Der Anspruch, trotz dieser Veränderungen und unleugbaren Fakten in traditionellem Sinne Einfluss auf das Sexualleben der Menschen nehmen zu dürfen, ist hergeleitet aus dem Glauben, eine nicht zu hinterfragende Autorität sei Urheber dieser Grundsätze. Diese seien Bestandteil und Ausdruck „göttlicher Offenbarung". Eine Gruppe von Menschen, ursprünglich Apostel und Jünger, später bis heute Päpste, Kardinäle, Bischöfe, Priester und Diakone, sei letztlich von diesem Urheber autorisiert, diese Grundsätze zu vertreten und auf ein danach ausgerichtetes Sexualleben hinzuwirken (vgl. Paul VI: Enzyklika Humanae Vitae 1968). Der Personenkreis, der dazu auf Dauer berechtigt ist, wird intern ausgebildet und durch „Weihen" zertifiziert. Optimal werden die kirchlichen Grundsätze verbreitet, wenn der Staat die Verbreitung unterstützt und wenn vor allem Kinder ihnen in Einrichtungen der institutionalisierten Erziehung (insbesondere in Kindergärten/Kitas und Schulen) nicht entgehen können, weil zumindest versucht wird, alternative Sichtweisen fernzuhalten. So konnten sich bis weit in die Nachkriegsjahre des vorigen Jahrhunderts Kinder der konservativ tendenziell sexualunterdrückenden Sexualpädagogik und -erziehung in den mehrheitlich (getrennt-)konfessionell ausgerichteten Grundschulen nicht entziehen.

> **Frage**
> Welche Rolle spielen „Keuscheit" und „Unkeuschheit"?

Interesse an sexuellen Themen wurde bei (katholischen) Kindern dennoch geweckt durch die nebulöse Frage im Beichtspiegel zum 6. Gebot: „Habe ich Unkeusches getan? Allein oder mit anderen?" Mit dieser Frage musste sich ein katholisches Kind ab der Erstkommunion regelmäßig auseinandersetzen, wenn es zur Beichte ging, auch wenn ihm vorerst niemand erklärte, was eigentlich gemeint ist.

Die Beichte wurde mit dieser Frage zum (einzig) legitimierten Ort für das Sprechen über „unkeusches" Denken und Handeln, das naturgemäß bei Jungen und Mädchen erst ab der Pubertät an Konturen gewann.

Als wirksamer Schutz gegen unkeusches Handeln gilt die Schamhaftigkeit, die Menschen hemmt, Unkeusches zu denken oder zu tun, aber vor allem, sich vor anderen, insbesondere Fremden, ohne Sachzwang nackt zu zeigen oder sich erotisch provokativ oder sexuell zu betätigen. Das Gebot der Schamhaftigkeit soll ein Selbstschutz sein, aber auch ein Schutz für Mitmenschen, die durch schamloses Verhalten anderer zur Unkeuschheit verführt werden könnten. Sexuelles Handeln bzw. offenkundige sexuelle Erregung anderer wirkt erfahrungsgemäß auf viele Menschen ansteckend („Erregungsübertragung"), eine Tatsache, die sich die Pornografie zunutze macht.

Selbstverständlich waren (sind) diese Grundsätze nur „Wegweiser", nach denen sich – selbst gläubige Katholiken – die einen mehr oder weniger konsequent richteten (richten), andere aber nicht.

Ob meine Darstellung exegetisch geschulten Lesern und Leserinnen zur Charakteristik des „Regens", von dem hier die Rede ist, genügt, kann ich als theologische Laiin nicht beurteilen. Ich beschreibe ja ausdrücklich aus der Sicht einer in der Kindheit davon „betroffenen" Katholikin in der Annahme, dass katholisch sozialisierte Mitmenschen den Gesamteindruck teilen.

Im Folgenden werde ich mein Unbehagen gegenüber der modernen Sexualpädagogik – und -erziehung durch Vergleiche mit der hier geschilderten konservativen Sichtweise begründen in der Annahme, dass dies sowohl für Eltern, die ihre Kinder in diesem konservativen Sinne erziehen wollen, als auch für Eltern, die diese Art der Beeinflussung bei ihren Kindern nicht wünschen und auf etwas grundsätzlich anderes durch die moderne Sexualpädagogik hoffen, interessant sein kann.

3.3 Gehört jede Sexualpädagogik in die Kategorie Regen oder Traufe?

Wissenschaftliche Sexualpädagogik als Basis affirmativ sexualfreundlicher Sexualerziehung ist weder Regen noch Traufe

Als Sexualpädagogik noch untrennbar verbunden war mit religiös-sittlicher Erziehung und theoretische Überlegungen sich in erster Linie darauf bezogen, die Normen der kirchlichen Sittenlehre in die Erziehungspraxis

3 Sexualpädagogik: vom Regen in die Traufe?

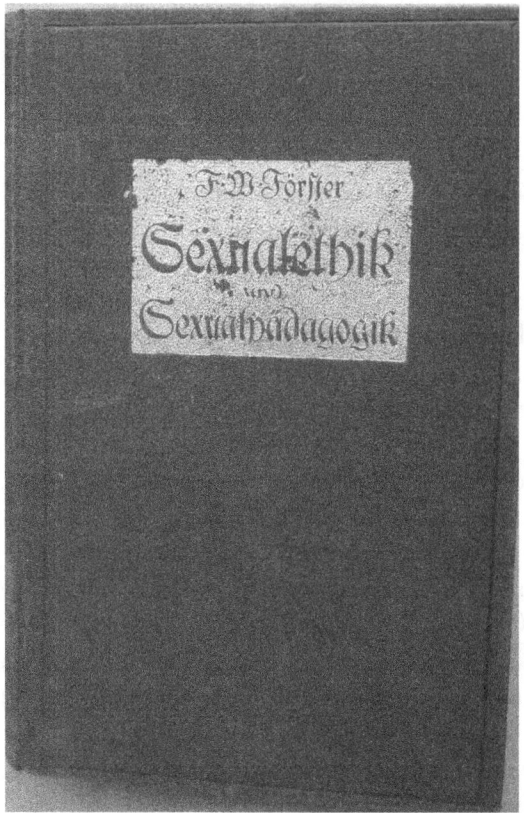

Abb. 3.4 Sexualethik und Sexualpädagogik. (Förster 1917; Rechte bei der Autorin)

umzusetzen, gab es keine Unterscheidung zwischen Sexualpädagogik und Sexualerziehung, Sexualpädagogik und Sexualethik (Abb. 3.4).

Es galt der Grundsatz: „Sie [bezugnehmend auf den vorausgehenden Satz sind gemeint: alle die großen Pädagogen der Vergangenheit] wußten, daß die Hauptsache in aller Sexualpädagogik nicht darin besteht, die Gedanken auf das Sexuelle hinzulenken, sondern sie davon abzulenken" (F. W. Förster 1917, S. 205) – hier ist mit Sexualpädagogik eindeutig praktische Sexualerziehung gemeint.

Alles Nachdenken über Sexualität und Sexualerziehung war deduktiv, hergeleitet und hingeordnet auf die religiöse Grundüberzeugung, dass es einen gottgewollten Zweck von Sexualität, nämlich die Fortpflanzung, gibt, die der heterosexuellen Ehe ihren Sinn verleiht.

> **Frage**
>
> Wie sahen die Neuanfänge der Sexualpädagogik nach dem Zweiten Weltkrieg aus?

Nach dem Zweiten Weltkrieg entwickelte sich eine Sexualpädagogik, die den Anspruch erhob, sich von dem religiös-moralisierenden Gemisch aus Sexualerziehung und Sexualpädagogik zu befreien oder abzuheben. Einer der wichtigsten Vertreter war Norbert Kluge, der die Forschungsstelle für Sexualwissenschaft und Sexualpädagogik an der Universität Koblenz-Landau übernahm und sagte: „Sexualpädagogik bedeutet die Theorie, Lehre und Erforschung der Sexualerziehung" (1984, S. 9).

Er verfolgte (und verfolgt bis heute) konsequent diese Linie, indem er eine Vielzahl von relevanten Themen mit anerkannten Forschungsmethoden bearbeitete oder bearbeiten ließ und dadurch den Sach- und Reflexionsstand der auf Sexualität bezogenen pädagogisch relevanten Aktivitäten im In- und Ausland dokumentiert, so u. a. in dem zweibändigen *Handbuch der Sexualpädagogik* (1984). Dabei vermied er – selbst Lehrstuhlinhaber für das Fach Pädagogik – disziplinbedingte „Scheuklappen" und nahm Forschungsergebnisse, Anregungen und Sichtweisen aus anderen, auch naturwissenschaftlichen Wissenschaftsbereichen ernst. Vor allem nahm er als Mitstreiter und Gesprächspartner sexualpädagogisch engagierte Fachdidaktiker ernst, die sich von der „ersten Stunde" an erfolgreich für eine wissenschaftlich orientierte und pädagogisch reflektierte Sexualerziehung in der Schule einsetzten, als die Empfehlungen der Kultusministerkonferenz in Kraft traten. Es waren an vorderster Front Fachdidaktiker des Schulfaches Biologie, die sich 1978 mit Pädagogen, Ärzten und Lehrern in der Deutschen Gesellschaft für Geschlechtserziehung (DGG e. V.) unter dem Vorsitzenden Rudi Maskus (Pädagogikprofessor aus Gießen) zusammenschlossen. Anzumerken ist, dass Geschlechtserziehung ein Synonym für Sexualerziehung ist und nicht verwechselt werden darf mit „Geschlechtererziehung" (Kap. 1).

Da das Thema Sexualität ein vielfach anzusprechendes im Biologieunterricht ist und es (bis heute!) kein eigenes Fach Sexualpädagogik oder Sexualerziehung an Schulen gibt, sind Biologielehrer und -lehrerinnen in besonderer Pflicht, sich mit dem Thema fachlich, pädagogisch und didaktisch-methodisch auseinanderzusetzen (Abb. 3.5; siehe u. a. auch Etschenberg 1986, 2016; Eschenhagen et al. 1993). Durch Vorträge und Veröffentlichungen trugen Biologie-Fachdidaktiker zur Entwicklung einer zeitgemäßen Sexualaufklärung

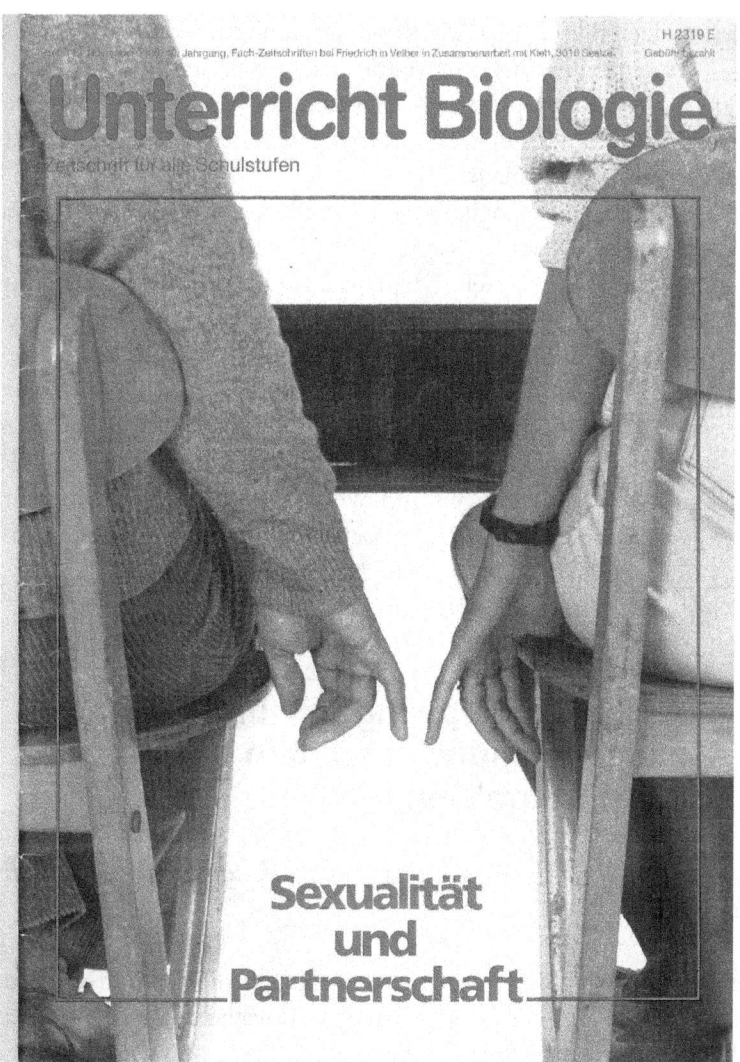

Abb. 3.5 Eines der von BiologiedidaktikerInnen und -lehrerInnen gestalteten Hefte der Fachzeitschrift *Unterricht Biologie* zum Thema Sexualerziehung. (Friedrich-Verlage 1986, mit freundlicher Genehmigung)

und -erziehung an Schulen bei. Auch auf den Tagungen zur Biologiedidaktik im Verband deutscher Biologen e. V. stand das Thema immer wieder auf der Tagesordnung. Verbesserungsbedarf wurde nicht geleugnet.

Norbert Kluge und die meisten Mitglieder der DGG e. V. waren und sind Befürworter einer affirmativ sexualfreundlichen Sexualerziehung, die sich für wissenschaftlich basierte Aufklärung von klein auf, für Geschlechtergerechtigkeit und Selbstbestimmung (in sozial verträglichem Rahmen) einsetzt. Programmatische oder sexualphilosophische Botschaften und gesellschaftspolitische Forderungen im Rahmen schulischer Sexualerziehung werden – auch mit Rücksicht auf das Elternrecht – vermieden.

Diese Art Sexualpädagogik (in Kooperation mit der Fachdidaktik) kann also nicht mit der „Traufe" gemeint sein, weil ihr Merkmale der religiös fundierten, normorientierten Sexualpädagogik und Sexualerziehung fehlen. Es wird weder mit Sinnhaftigkeit, Glaubenssätzen, Verheißungen und Drohungen argumentiert, noch wird eine über Faktisches oder Unleugbares hinausgehende Deutungshoheit über Sexualität und die Geschlechterfrage durch eine „Expertengruppe" beansprucht. Aufklärung, Auseinandersetzung und Orientierungshilfen bilden den Schwerpunkt der Arbeit. Radikale gesellschaftliche Veränderungen und Wertewandel werden als Teil einer kulturellen Evolution aufmerksam kritisch begleitet und ggf. mit reflektierter Distanz unterstützt, werden aber nicht als vorrangiger Auftrag der Sexualpädagogik oder der Sexualerziehung in Kita und Schule begriffen.

3.4 Welche Sexualpädagogik und Sexualerziehung legen den Vergleich mit einer „Traufe" nahe?

Die „Traufe": normorientierte Sexualpädagogik und proaktiv sexualisierende Sexualerziehung

Anders verhält es sich mit der Sexualpädagogik, die sich am Ende des vorigen Jahrhunderts aus der Sozialpädagogik entwickelt hat und die derzeit die sexualpädagogische und sexualerzieherische Landschaft dominiert. Hauptvertreter sind die Sozialpädagogen Helmut Kentler (1928–2008) und Uwe Sielert (zuletzt Universität zu Kiel) und in ihrem Umfeld bzw. unter ihrem Einfluss u. a. Frank Herrath, Karl-Heinz Valtl, Stefan Timmermanns, Elisabeth Tuider, Christa Wanzeck-Sielert, Ina-Maria Philipps, Mitarbeiter und Mitarbeiterinnen der Abteilung Sexualaufklärung, Verhütung und Familienplanung der Bundeszentrale für gesundheitliche Aufklärung in Köln und pro familia e. V.

Durch Kentler und Sielert ist laut Aussage aus den eigenen Reihen „die Sexualpädagogik in der BRD geprägt worden" (Herrath 2009, S. 1). Uwe

Sielert kann als Nachfolger Kentlers gesehen werden, dessen Verdienste um eine emanzipatorische Sexualerziehung unbestreitbar sind, dessen unverhohlene Verharmlosung sexueller Handlungen zwischen Erwachsenen und Kindern (u. a. durch Texte und Fotos in dem Buch *Zeig mal!*, McBride et al. 1974) aber auch heftiger Kritik unterlag und unterliegt. Ohne viel Worte erschließt sich die geistige Verwandtschaft zwischen Sielert und Kentler durch das mit Frank Herrath gemeinsam konzipierte Aufklärungsbuch für Kinder *Lisa und Jan* (1991), in dem sexuell aktive Kinder nicht fotografiert, sondern realistisch gezeichnet sind. Im Gegensatz zum Buch *Zeig mal!* sind im Buch *Lisa und Jan* keine Erwachsene an den sexuellen Handlungen der Kinder beteiligt. Das Buch *Zeig mal mehr!* (McBride et al. 1988) mit Fotografien sexuell aktiver Jugendlicher ist durch den Titel als Fortsetzung von *Zeig mal!* zu erkennen (Kap. 2).

> **Frage**
> Was ist charakteristisch für die moderne Sexualpädagogik?

Wäre diese moderne Sexualpädagogik nur in Abgrenzung gegen eine religiös verwurzelte Sexualerziehung sexualfreundlich und „emanzipatorisch" oder „neo-emanzipatorisch", d. h., gegen moralisierende Unterdrückung von sexueller Lust außerhalb der Ehe bzw. ohne Kinderwunsch, gegen fremdbestimmtes Rollenverhalten und gegen diskriminierende Intoleranz gegenüber sexueller Vielfalt gerichtet, gäbe es keinen Anlass, sie im Vergleich zur traditionellen Sexualpädagogik bzw. Sexualerziehung mit einer „Traufe" zu vergleichen. Sie hätte sich in Fortsetzung und Weiterentwicklung der affirmativen sexualfreundlichen Sexualerziehung, die sich in der sexualpädagogischen Praxis – insbesondere in der schulischen Sexualerziehung – seit den 1970er Jahren etabliert hatte, als Ausweg aus dem „Regen" zum schützenden „Dach" weiterentwickeln können. Aber da gibt es – unabhängig von der anders akzentuierten intentionalen Ausrichtung („Sexualisation" vs. sexuelle Sozialisation) – Übereinstimmungen mit der religiös fundierten Sexualpädagogik und -erziehung, die denjenigen Akteuren Probleme machen, die sich Ende des vorigen Jahrhunderts auf und über das Ende jedweder Bevormundung und über zunehmende wissenschaftlich fundierte Sexualaufklärung gefreut haben.

3.4.1 Vermischung von Sexualpädagogik und Sexualerziehung

Die von Norbert Kluge und anderen wissenschaftlich arbeitenden Pädagogen geforderte Trennung von Sexualpädagogik als Teildisziplin der Pädagogik und praktischer Sexualaufklärung und -erziehung wird auch in der „modernen" Sexualpädagogik gefordert: „Sexualpädagogik ist eine Aspektdisziplin der Pädagogik, welche sowohl die sexuelle Sozialisation als auch die intentionale erzieherische Einflussnahme auf die Sexualität von Menschen erforscht und wissenschaftlich reflektiert … Sexualerziehung als Praxis meint die kontinuierliche, intendierte Einflussnahme auf die Entwicklung sexueller Motivationen, Ausdrucks- und Verhaltensformen sowie von Einstellungs- und Sinnaspekten der Sexualität von Kindern, Jugendlichen und Erwachsenen" (Sielert 2015, S. 12).

Das Interesse Sielerts gilt aber seit der Arbeit an dem Projekt „Erarbeitung und Erprobung sexualpädagogischer Arbeitshilfen für die Jugendverbandsarbeit" (1986–1988)[4], mit dem sein schwerpunktmäßiges Engagement in der Sexualpädagogik startete, vorrangig der praktischen Umsetzung einer intentionalen sexuellen Sozialisation, die er selbst auch „Sexualisation" nennt (u. a. Sielert 2005, S. 5) und deren Fokus – wie es der Begriff schon sagt – nicht beim Sozialwerden und Sozialmachen, sondern beim Sexuellwerden und Sexuellmachen liegt. Hergeleitet von einem nicht weiter begründeten Wunschbild einer „gelungenen Sexualität" (Sielert 1993b, S. 46) wählt er für sein eigenes sexualpädagogisches Anliegen den Begriff „Sexualisation". Die Wahl dieses Begriffes und die dazu konzipierten spezifisch sexualpädagogischen Methoden und Materialien rechtfertigen es, diese Art Sexualerziehung als proaktiv sexualisierend in Abgrenzung zur affirmativ sexualfreundlichen Sexualerziehung zu bezeichnen (vgl. Etschenberg 2017; vgl. auch Kap. 1).

Die in der religiös fundierten Sexualerziehung selbstverständliche Verquickung von Sexualpädagogik und Sexualerziehung lebt wieder auf. Vorrangig erscheint ein bestimmtes Bild von wünschenswertem Sexualverhalten, auf das hin sich alle Überlegungen ausrichten. Sielert meint, dass Pädagogen und Pädagoginnen um eine Utopie von gelungener Sexualität nicht herum kommen (Sielert 1993b, S. 46). Es wäre interessant, die „Utopien" (Wunschbilder, Trugbilder) von „gelungener" Sexualität derer, die Sexualerziehung betreiben, zu untersuchen und bezüglich ihrer Basis und ihrer Ziele zu vergleichen.

---

[4]Das Material wurde nicht vom Auftraggeber (Familienministerium), sondern von einem Verlag veröffentlicht unter dem geänderten Titel *Sexualpädagogische Materialien für die Jugendarbeit in Freizeit und Schule* (1993a).

3.4.2 Sinnhaftigkeit von Sexualität

Auffallende Gemeinsamkeit mit der religiös fundierten Sexualpädagogik ist die (immer wiederkehrende) Verwendung des Begriffes „Sinn": „Sexualität ist in verschiedenster Hinsicht sinnvoll" (Sielert 1993a, S. 15, 2005, S. 41, 2015, S. 47). Hier wird – ohne Bezug auf einen Schöpfer – der Eindruck erweckt, Sexualität habe „Sinn", habe einen oder mehrere, erläutert werden vier, Sinnaspekte. Woher diese Sinngebung stammen soll, bleibt – im Gegensatz zur Religion – unklar. Beanspruchen Sozial-/Sexualpädagogen, Sinngeber zu sein? Steht ihnen die Deutungshoheit über menschliche Sexualität zu? Wo sind die Wurzeln für dieses teleologische Weltbild der Sexualpädagogen?

> **Frage**
> Welchen Sinn hat Sexualität?

Sielert versichert zwar, dass er keine „moralische" Kategorie meint, wenn er von „sinnvoll" spricht (2015, S. 47), sondern mit Sinn (oder Sinnaspekt) eher eine „Funktion" meint, die Sexualität für den Menschen „erfüllt". Aber eine Funktion ist nicht das gleiche wie Sinn, und wenn man eine Funktion meint, sollte man auch Funktion sagen. Funktionen haben weder einen „moralischen" (das braucht man nicht zu betonen) noch irgendeinen anderen Sinn, außer jemand schreibt ihnen einen Sinn zu. Unwidersprochen könnte eine Formulierung bleiben wie „Sexualität kann für einen Menschen in verschiedenster Sicht sinnvoll sein oder werden".

Ich möchte hier ein Hermann Hesse zugeschriebenes Zitat einbinden: „Wir verlangen, das Leben müsse einen Sinn haben – aber es hat nur ganz genau so viel Sinn, als wir selber ihm zu geben imstande sind." Sielert gibt der Sexualität dadurch Sinn, dass er sie als „auf Lust bezogene Lebensenergie" definiert (Sielert 2015, S. 40) – das ist sein gutes Recht, aber welche Gültigkeit hat diese Sinngebung für andere?

Beim Urvater moderner proaktiv sexualisierender Sexualerziehung, dem „väterlichen Freund" Uwe Sielerts (Herrath 2009, S. 1), findet man zum Thema Sinn und Zweck folgenden präzisierenden Satz: „Sie [die Geschlechtsorgane] sind vor allem da, damit wir uns lieben und aneinander freuen können" (Kentler 1975, S. 104). Dieser Finalsatz zu Sinn und Zweck der Geschlechtsorgane ist absurd – wer soll sich diesen Zweck, diesen Sinn ausgedacht haben? Kaum jemand würde die analoge Behauptung ernst nehmen „Die Geschmacksorgane sind vor allem da, damit es uns gut schmecken kann".[5]

Wer meint, Sexualität müsse einen Sinn haben – egal ob Fortpflanzung oder Lustgewinn oder, oder – der kann und soll seiner Sexualität diesen Sinn geben, danach leben, dafür werben und sich mit Gleichgesinnten zusammentun, aber ein Dogma für andere sollte er nicht daraus machen, selbst wenn die Gruppe der Gleichgesinnten groß ist. Wer der menschlichen Sexualität Sinn zuschreibt und diesen anderen einzureden versucht, reißt die Deutungshoheit über einen Lebensbereich an sich, dessen „Sinn" und Ausgestaltung jedem einzelnen selbst überlassen bleiben sollte, solange er die Rechte und Grenzen anderer respektiert.

Wichtig für alle, die sich für Sexualerziehung von Kindern bzw. von ihren eigenen Kindern interessieren, ist: So wie die religiös begründete Doktrin von einer menschlichen Sexualität, deren Sinn die Fortpflanzung (innerhalb einer Ehe) ist, ein Reihe von „logischen" Konsequenzen für ein normgerechtes Sexualleben und eine normorientierte Sexualerziehung hat, so ergeben sich solche normierenden Konsequenzen auch aus der Behauptung, die Geschlechtsorgane seien zum Lustgewinn da und Sexualität sei als „auf Lust bezogene Lebensenergie" (siehe oben) zu definieren.

Bei dem Begriff „Lebensenergie", der in der modernen Sexualpädagogik nahezu gebetsmühlenartig immer wieder benutzt, aber nie wirklich erklärt wird, landet man durch Suche über Google entweder auf Seiten mit esoterischem Hintergrund oder man wird unweigerlich zu dem Psychiater und Sexualforscher Wilhelm Reich (1897–1957) geleitet, der von der Existenz einer „Lebensenergie" (Orgon) überzeugt war, an die außer seinen Schülern und Anhängern niemand glauben wollte, weil sie nicht nachzuweisen war. Da es kein Zufall sein kann, dass der nebulöse Begriff „Lebensenergie" von Sielert zur Definition von Sexualität aufgegriffen worden ist, ist es m. E. legitim, bei Wilhelm Reich weiterzulesen.

Als Kennzeichen einer gesunden Sexualität bzw. einer geglückten Freisetzung der „Lebensenergie" erklärte Reich die „orgastische Potenz" zum Therapieziel bei seinen Patienten. „Orgastische Potenz: Im Wesentlichen die Fähigkeit zur vollständigen Hingabe an die unwillkürliche Konvulsion des Organismus und zur vollständigen Entladung der sexuellen Erregung auf dem Höhepunkt des Sexualakts"[6]. Naheliegend ist die Annahme, dass

---

[5]Ausführungen zum Thema Sexualität, Fortpflanzung und Lust siehe Exkurs 1.
[6]Reich zitiert nach Wikipedia „Orgastische Potenz"; zugegriffen: 26.11.2017.

es im Sinne Wilhelm Reichs ist, wenn die „orgastische Potenz" sozusagen prophylaktisch auch zum Ziel von Sexualerziehung erklärt wird, wenn deren Gegenstand als „auf Lust bezogene Lebensenergie" verstanden wird, damit es gar nicht erst zu einer Therapiebedürftigkeit kommt.

Dieses – analog zu einer religiös verwurzelten Sexualerziehung – auf einer unbewiesenen und nicht beweisbaren Grundannahme beruhende Konzept wird begleitet und gestützt von weiteren Glaubenssätzen, deren Plausibilität man nur akzeptieren kann, wenn man die Grundannahme von der „auf Lust bezogenen Lebensenergie" geschluckt hat.

3.4.3 Glaubenssätze mit Verheißungen und Warnungen als Basis „guter" Sexualerziehung

Glaubenssätze der modernen Sexualpädagogik sind gekoppelt mit Verheißungen und Warnungen, für die es keine theoretischen oder empirischen Belege gibt. Das kann man m. E. mit in Religionen üblichem Einsatz von Verheißungen und Warnungen vergleichen.

Ein wichtiger Glaubenssatz mit einer Verheißung ist folgender: „Sexualerziehung unter Einbeziehung des Körpers, der Sprache und aller Sinne ist die beste Förderung von Lebenskompetenz" (BZgA 1997, S. 1).

Das hört sich gut an, aber was ist gemeint? Soll der Körper als Thema in die verbale Aufklärung oder konkret „handgreiflich" körperlich einbezogen werden in sexualpädagogische Übungen? Ist es im Interesse von „Lebenskompetenz", dass in einer Kindergruppe am Körper versteckte Kondome durch Abtasten gesucht werden (BZgA 2010, S. 30), und gehört es zu einer Lebenskompetenz förderlichen Sinnesschulung, dass Kinder am Po anderer Kinder riechen (Kleinschmidt et al. 1994, S. 84)? Welche Kompetenz für das Leben wird durch so eine Einbeziehung des Körpers gefördert?

Lebenskompetenz ist heute eines der beliebtesten Schlagwörter in verschiedenen Bildungsbereichen. Von der WHO zum Thema Gesundheitserziehung mit 10 Kernkompetenzen („life skills") 1994 inhaltlich näher umschrieben (versch. Quellen), wird der Begriff je nach Interessenlage unterschiedlich interpretiert und instrumentalisiert – so auch für die Sexualerziehung, obgleich Sexualität in den Kernkompetenzen von der WHO mit keinem Wort erwähnt wird. Jeder kann das, was er bei Kindern erreichen will, mit dem Etikett „Lebenskompetenz" versehen und sicher sein, dass dies in der Regel nicht weiter hinterfragt wird; denn wer möchte einem Kind eine Lebenskompetenz verweigern?

Stößt man dann im Kontext mit Sexualität auf einer Fachtagung der pro familia in Niedersachen auf den Vortragszwischentitel „Orgastische Potenz als Lebenskompetenz" (Keil 2013, S. 15) und auf die Wortkombination „Die Quelle der Lebenskompetenz und ihrer Kraft ist wie die der orgastischen Potenz die Lebensenergie ..." (S. 17), kommt tatsächlich die Vermutung auf, ein wichtiges Ziel von Sexualerziehung, die sich als Förderung von Lebenskompetenz versteht, könne auch in der „orgastischen Potenz" im Sinne Reichs zu sehen sein.

Würden Sexualpädagogen solche Assoziationen nicht wollen, müssten sie andere Begriffe benutzen oder sich explizit davon abgrenzen.

Anzumerken ist: Die Fähigkeit, einen Orgasmus beim sexuellen Handeln zu erleben und zu genießen, ist selbstverständlich eine wichtige und erstrebenswerte Fähigkeit, die das Leben – mit und ohne Partnerschaft – bereichert. Dass Jungen und Mädchen im Rahmen von (verbaler) Sexualaufklärung über den sexuellen Höhepunkt informiert werden, ist ebenfalls selbstverständlich, und dass sich ein Mensch, der diese Fähigkeit vermisst, therapeutische Hilfe sucht, ist nur allzu verständlich und zu empfehlen.

Aber wie sieht die Konsequenz aus, wenn die bei Reich hochgelobte „orgastische Potenz" als Zeichen psychosexueller Gesundheit mit dem pauschal positiv besetzten Begriff „Lebenskompetenz" gekoppelt wird? Erwartet man dann nicht einen Hinweis darauf, wie man Kindern zur Vorbeugung psychosexueller Probleme zur orgastischen Potenz verhilft? Die Antwort kann lauten: „Durch Einbeziehung der Körper" bei der Sexualerziehung – so kann man jedenfalls die oben zitierte Behauptung der BZgA verstehen (BZgA 1997, S. 1). Dass hier tatsächlich nicht (nur) die verbale Aufklärung gemeint ist, sondern eher Handgreifliches, erkennt man zweifelsfrei an Empfehlungen für Eltern bzw. Pflegepersonen zum „zärtlichen" Umgang mit den Geschlechtsorganen eines Säuglings und an zahlreichen sexualpädagogischen Übungen, die das Interesse der Kinder auf die Genitalregion lenken.

> **Frage**
> Sind Kinder auf die Stimulation durch Erwachsene angewiesen?

Damit kommt ein zweiter Glaubenssatz der modernen Sexualpädagogik ins Spiel: „Kinder entdecken diese Lust selbstverständlich an sich selbst, wenn sie auch zuvor von den Eltern lustvoll gestreichelt werden" (Sielert 2005, S. 102). Es wird der Eindruck erweckt, als würden Kinder nicht auch aus eigenem Antrieb die Lust an sich selbst entdecken, was eigentlich „selbstverständlicher" wäre als mit Hilfe von Pflegepersonen. In einer Broschüre der BZgA findet man die bedauernde Aussage: „Demgegenüber erfahren Scheide und vor allem Klitoris kaum Beachtung durch Benennung und zärtliche Berührung (weder seitens des Vaters noch der Mutter) und erschweren es damit für das Mädchen, Stolz auf seine Geschlechtlichkeit zu entwickeln" (Philipps o. J.a, S. 27). Eltern müssen diese Aussage so deuten, dass es ein für ihre Tochter schädliches Fehlverhalten ist, wenn sie ihr genitale Stimulation vorenthalten. Als Verheißung, sozusagen als Belohnung für diese Art von Zärtlichkeit wird hingegen in Aussicht gestellt, dass sie es der Tochter erleichtern, stolz auf ihre Sexualität zu werden. Dieser Zusammenhang entbehrt jeder empirischen oder theoretischen Grundlage.

Ähnlich verhält es sich mit dem Satz, der den oben zitierten fortführt: „… wenn sie [gemeint sind Kinder] gar nicht wissen, was Lust ist, werden auch sexuelle Spielereien fehlen. Das ist – ganz im Gegensatz zu einer weit verbreiteten Meinung – ein eher schlechtes Zeichen" (Sielert 2005, S. 102). Hier werden Eltern, die ihre Kinder nicht „lustvoll streicheln" (siehe oben), vor einem kindlichen Verhalten gewarnt, das als „schlechtes Zeichen" zu deuten ist – wieder fehlen jedweder Beleg und jedwedes Argument, wofür sexuelle Spielereien ein gutes und das Fehlen sexueller Spielereien ein schlechtes Zeichen sein sollen. Dass sexuelle Spielereien am eigenen Körper und mit anderen Kindern zur Entwicklung fast aller Kinder gehören, die neugierig sind und spontan erlebte angenehme Erfahrungen gerne wiederholen, steht außer Frage, aber warum sie dazu von Erwachsenen angeleitet werden sollen, ist und bleibt unklar. Wie bereits bei der katholischen Sicht von Sexualität wird hier mit einem „naturalistischen Fehlschluss" (Abschn. 3.2.1) argumentiert: Es ist natürlich, dass Kinder beim Berühren ihrer Genitalien Lust empfinden. Weil das natürlich ist, ist es auch gut und deshalb förderungswürdig. Typischerweise bleibt auch bei diesem Glaubenssatz schleierhaft, welche Vorannahmen und Wertmaßstäbe über das Merkmal „natürlich" hinaus zu dieser Beurteilung führen.

Das Risiko für Kinder, dass durch diese sexualpädagogischen Empfehlungen sexueller Missbrauch durch Pflegepersonen kaschiert bzw. auch spätere körperlich-sexuelle Übergriffigkeit „normalisiert" werden kann, wird nicht diskutiert. Die mehrfach zu lesende Behauptung, durch (die moderne Art der) Sexualerziehung könne dem sexuellen Missbrauch sogar vorgebeugt werden (Wanzeck-Sielert 2012), ist fadenscheinig: Wenn Kindern sexuelle Handlungen durch Erwachsene an ihrem Körper von klein auf vertraut sind, wird es in der Tat bald weniger Missbrauch geben, aber nur weil dafür derzeit folgende Definition gilt: „Sexueller Missbrauch oder sexuelle Gewalt an Kindern ist jede sexuelle Handlung, die an oder vor Mädchen oder vor

Jungen gegen deren Willen vorgenommen wird oder der sie aufgrund körperlicher, seelischer, geistiger oder sprachlicher Unterlegenheit nicht wissentlich zustimmen können" (pro familia 2016, S. 37).

Sorgt man durch Gewöhnung dafür, dass das Kriterium „gegen deren Willen" bei Kindern wegfällt, wenn keine Gewalt oder ein „unsympathischer" Erwachsener beteiligt ist, und/oder behebt man ihre „geistige Unterlegenheit" durch sexuelle Aufklärung so, dass sie zumindest vordergründig „wissentlich zustimmen können", wird Missbrauch nach dieser Definition mit der Zeit immer seltener. So – das mag zynisch klingen – lässt sich das Problem des Missbrauchs auch „minimieren" – so wie man dem Einbruchdiebstahl vorbeugen kann, wenn man alle Türen öffnet.

Klarzustellen ist: Beiläufig zärtlicher Umgang mit den Genitalorganen von Kindern – wie mit dem übrigen Körper auch – kann von Pflegepersonen ohne Eigeninteressen so gestaltet werden, dass damit keine Sexualisierung und kein kaschierter Missbrauch stattfindet. Aber welchen Erwachsenen ist das zuzutrauen?

Genitale Stimulation durch Pflegepersonen, die von Jungen und Mädchen gleichermaßen als angenehm empfunden werden können und ihr Interesse in aller Regel auf ihre Geschlechtsorgane lenkt, findet ihre „logische" Fortsetzung in der Selbststimulation, deren Bedeutung Kentler mit dem Satz beschreibt: „Durch die Selbstbefriedigung werden unsere Kinder also eigentlich erst zu Sexualwesen" (1975, S. 105). Über den Wahrheitsgehalt dieses Glaubenssatzes kann man geteilter Meinung sein; schließlich formulieren andere Autoren: „Alle Menschen werden als sexuelle Wesen geboren" (BZgA 2011, S. 30), aber der Satz Kentlers zeigt, welch wichtige positive Bedeutung der Genitalstimulation bei Kleinstkindern in der aktuellen Sexualpädagogik zugemessen wird.

> **Frage**
> Welche Funktion haben Doktorspiele?

In diesem Kontext möchte ich Überlegungen zum Stichwort „Doktorspiele", die in der modernen Sexualpädagogik auch in einem Glaubenssatz bewertet werden, äußern.

Doktorspiele waren ursprünglich ein Ventil für kleine Kinder, die über den körperlichen Geschlechtsunterschied nicht aufgeklärt wurden und die keine klare Vorstellung davon bekamen, wie es zwischen den Beinen und den Pobacken aussieht und die sich dann über das Rollenspiel „Arzt-Patient" eine

Legitimation verschafften, den Körper anderer Kinder bis in die „letzte Ritze" zu erkunden. Kinder hatten Glück, wenn sie dazu unbeobachtet Gelegenheit hatten und dadurch auch nicht sanktioniert wurden. Pech hatten sie, wenn sie eine solche Gelegenheit nicht hatten, dabei „erwischt" und dafür getadelt wurden. Glück hatten sie, wenn sie es mit Erwachsenen zu tun hatten, die ihren Forscherdrang und ihre Spiele ignorierten bzw. tolerierten. Nun wird seit Jahren gefordert und auch praktiziert, Kinder frühzeitig über den Geschlechtsunterschied, die Geschlechts- und Ausscheidungsorgane aufzuklären und sie über ihre Funktionen – auch anschaulich – zu informieren. Dadurch haben Doktorspiele, sofern sie sich speziell auf die Geschlechts- und Ausscheidungsorgane konzentrieren, ihre ursprüngliche Funktion verloren. Sie sind für die Selbst-Sexualaufklärung eigentlich überflüssig geworden. Dennoch haben sie in sexualpädagogischen Schriften der letzten Jahre ihren festen Platz gefunden (z. B. BZgA 2011, S. 27, 28, 39; Kleinschmidt et al. 1994). Ein zugehöriger „Glaubenssatz" lautet: „Das Fehlen dieser Spiele ist schon deshalb kein Grund zur Freude, weil Kindern damit wichtige Lernerfahrungen vorenthalten bleiben" (Kleinschmidt et al. 1994, S. 43). Unbestritten ist, dass der spielerisch nachgestellte Besuch beim Arzt (Haus-/Kinderarzt, Hals-Nasen-Ohren-Arzt, Zahnarzt) genauso wichtig ist wie die spielerisch nachgestellte Szene eines kuscheligen Fernsehnachmittags zu Hause, der Einkauf im Supermarkt oder die Fahrt mit der Straßenbahn. Aber welche Funktion sollen Doktorspiele haben, die den Besuch beim Urologen oder beim Gynäkologen simulieren, die Kinder im Regelfall gar nicht aufsuchen und die ganz sicher die untersuchten Körperteile (Genital- und Ausscheidungsorgane) nicht zärtlich oder gar stimulierend berühren (dürfen)? Kuscheln und Schmusen können Kinder miteinander auch ohne solche „Doktorspiele".

Leider bietet auch Literatur, die im Titel den Begriff „Doktorspiele" aufweist, keine fundierte Information oder Diskussion zum Thema (Burian-Langegger 2005; Philipps o. J. a, b).

3.4.4 Neue sexualisierende Normen statt sexualunterdrückende Verbote

Einer der wichtigen Sätze in der Selbstdarstellung moderner Sexualpädagogik ist folgender: „Das Institut [gemeint ist das Institut für Sexualpädagogik/isp] nimmt z. B. kritisch Stellung gegenüber Versuchen, Normierungen für die Gestaltung von Sexualität vorzugeben"[7]. Normierungen führen zu Geboten

---

[7] Wikipedia „Institut für Sexualpädagogik"; zugegriffen: 02.12.2017.

und Verboten. Diese konnten (und können) bei einer religiös verwurzelten Sexualerziehung Kindern (und auch Erwachsenen) das Leben schwer machen. Doch sind die Zeiten der Einmischung und normierenden Bevormundung durch die moderne Sexualpädagogik (einschließlich der praktizierten Sexualaufklärung und -erziehung) endgültig vorbei? Stimmt es, dass die moderne Sexualerziehung „die Verteidigung des Sexuellen gegenüber pädagogischem Eingriffshandeln übernimmt" (Sielert 2004, S. 2)? Ich meine: nein. Erziehung – auch moderne Sexualerziehung – ist ohne „pädagogisches Eingriffshandeln" m. E. prinzipiell nicht möglich und auch nicht erwünscht. Wo kämen wir ohne Ernährungs-, Gesundheits- oder Verkehrserziehung, also ohne „pädagogisches Eingriffshandeln" hin?

Und neue Normen sind auch Normen, auch wenn es sich nicht um Verbote handelt!

> **Frage**
> Wie sehen die Normen der modernen Sexualpädagogik aus?

Beispielhaft und symptomatisch ist der Wandel im Umgang mit Selbststimulation von Kindern. Bekannt ist die – heute mitunter noch scherzhaft zitierte – „traditionelle" Forderung an Kinder im Schlafzimmer: „Hände auf die Decke – beide!", mit der gemeint war: „Du sollst nicht an deinen Geschlechtsteilen spielen bzw. du sollst nicht onanieren!" In der modernen Sexualpädagogik ist das sexualfreundliche „Mach' das ruhig (du darfst), wenn du das möchtest, aber bitte nicht öffentlich" der affirmativen Sexualerziehung, die in den 1960er Jahren die sexualunterdrückende Sexualerziehung allmählich ablöste, umgeschlagen in die Botschaft: „Es ist besser für Kinder, wenn sie ihre Geschlechtsteile stimulieren, deshalb soll man sie dazu anregen" (siehe oben). Abbildungen von „sexuell" aktiven Kindern in Aufklärungsbüchern vermitteln darüber hinaus den Eindruck, dass ihre Handlungen so „normal" sind, dass sie darstellungswürdig sind (z. B. in *Lisa und Jan* von Herrath und Sielert 1991). Normal (im statistischen Sinne) sind sie tatsächlich, aber da man nicht darstellen kann, dass es auch (im statistischen Sinne) normal (!) ist, wenn Kinder solche Handlungen nicht (!) vornehmen, werden diese Handlungen zur Orientierung stiftenden Norm. Aus dem „Du sollst nicht" wird ein „Auch du sollst, wenn du so sein willst wie die anderen".

Ähnlich ist es beim Thema Nacktheit in der Öffentlichkeit. Die ehemals üblichen Verbote und Ächtungen sind weitgehend verflogen, haben aber keineswegs nur einer wünschenswerten gelassenen Einstellung gegenüber „unkeuschem" oder „schamlosen" Verhalten Platz gemacht. Nicht nur durch freizügige Darstellungen in den Medien (u. a. in der *Bravo* und in Privatfernsehsendern), sondern auch in sexualpädagogischen Materialien sind sie neuen Normen gewichen. Kinder wachsen bereits von der Kita an mit der Botschaft auf, dass Nacktheit vor anderen in der Gruppe nicht nur zugelassen, sondern erwünscht ist, z. B. in der Übung „Mars Nackedeis" oder „Der Po gehört zu …" (Kleinschmidt et al. 1994, S. 98, 90). Auch hier ist wieder aus dem „Du sollst nicht" ein „Auch du sollst, wenn du so sein willst wie die anderen" geworden.

> **Frage**
> Sind Darm und After Geschlechtsorgane?

Weniger spektakulär, aber m. E. bezeichnend für neue Normierungen ist die Tatsache, dass sich bei der Benennung der menschlichen Beckenorgane etwas geändert hat: Im *Sexualkundeatlas* der Bundeszentrale für gesundheitliche Aufklärung (1974, S. 10) sind unter der Überschrift „Geschlechtsorgane" die Geschlechtsorgane und auch Enddarm mit After bei Mann und Frau dargestellt, diese sind aber nicht benannt. Auch die Harnröhre ist dargestellt, aber nicht benannt. Das ist korrekt, weil Enddarm und After wie auch die Harnröhre keine Geschlechtsorgane, sondern Ausscheidungsorgane sind. Zur Orientierung müssen sie mit dargestellt werden (könnten in Klammern gesetzt auch benannt werden), aber unter dem Oberbegriff „Geschlechtsorgane" dürften sie nicht aufgezählt werden. Hieße die Überschrift „Beckenorgane bei Mann und Frau", könnten sie selbstverständlich (ohne Klammer) mit benannt werden. In den letzten Jahren hat es sich bei der BZgA aber eingebürgert, Enddarm und After in Darstellungen von weiblichen und männlichen Beckenorganen unter der Überschrift „Geschlechtsorgane" mit zu benennen.[8]

Auch hier wird eine neue Norm kreiert: Aus der Tatsache, dass man After und Enddarm auch für den Geschlechtsverkehr nutzen kann, was in der Vergangenheit Kindern gegenüber weitgehend „verschwiegen" wurde, wird

---

[8]https://schule.loveline.de/index.php?id=359; zugegriffen: 01.12.2017. Auf die Wiedergabe der Abbildung wird hier verzichtet, weil sie mehrere Details enthält, die fachlich kritisiert werden müssten.

durch die Einbeziehung dieser Körperteile in die Liste der Geschlechtsorgane bei Kindern und Jugendlichen der Eindruck geweckt, der After sei eine Alternative zur Scheide. Das kann er zwar auch sein oder werden, aber nicht mit der vorbedingungslosen Selbstverständlichkeit, wie es die Liste der BZgA und – bemerkenswerterweise – auch die meisten Pornos der letzten Jahre immer wieder „vor Augen führen".

Zu bedenken ist – so meine Meinung – dass durch diese Normalisierungsstrategie sowohl der passive, aber vor allem der aktive Analverkehr leichter einforderbar wird für diejenigen, die sich davon Vorteile versprechen, während es für diejenigen, die ihn nicht mögen oder sogar aus unterschiedlichen Gründen ablehnen, schwerer wird, ihn abzuwehren.

Unterstützt wird diese Strategie durch sexualpädagogische Übungen, wie z. B. die bei Tuider et al. (2012, S. 151/152) „Das erste Mal – ja welches denn?". Hier sollen 13-Jährige in der Gruppe zu verschiedenen vorgegebenen Möglichkeiten, sexuell etwas zum ersten Mal zu erleben, Fantasien austauschen und sprachlich, bildlich oder pantomimisch darstellen. Dazu gehört auch der Analverkehr.

Ich frage mich, warum bei der Verbreitung des Küssens und anderer Formen von Oralsex noch keiner auf die Idee gekommen ist, Kindern beizubringen, dass der Mund bei den Geschlechtsorganen mit aufzulisten ist.

3.4.5 ... und wieder beanspruchen „Experten" die Deutungshoheit

Ein Merkmal kirchlicher Einflussnahme auf das Sexualleben ist der Anspruch einer definierten „geweihten" Personengruppe, dazu autorisiert zu sein. Einen ähnlichen Anspruch erheben moderne Sexualpädagogen, die sich Experten oder „Sexperten" (Martin 2015, S. 60 ff.) nennen, auch wenn es in Deutschland keine staatliche Ausbildung zum Sexualpädagogen gibt und somit auch keine Kontrolle über das, was einen Menschen bezüglich Sexualerziehung zum Experten werden lässt. Es gibt das privat organisierte Institut für Sexualpädagogik (isp) mit einem eigenen Zertifikat, das die vom Institut weitergebildeten Menschen als „Sexualpädagogen (isp)" ausweist.[9] Von der Gesellschaft für Sexualpädagogik (gsp e. V.), die personell und inhaltlich aufs engste verbunden ist mit dem isp, wird außerdem an Mitglieder unter bestimmten intern definierten Voraussetzungen ein Qualitätssiegel vergeben, das sie als „Sexualpädagogen (gsp)" ausweist.

---

[9]https://www.isp-dortmund.de/angebote-sexualpaedagogik/weiterbildung/; zugegriffen: 01.12.2017.

> **Frage**
> Wie etabliert man einen Echoraum?

Somit ist die sexualpädagogische „Amtskirche" mit ihren Weiheträgern (= „Sexperten") definiert.

Wie Kritiker der religiös fundierten Sexualpädagogik bzw. katholischen Sexualmoral werden Kritiker der modernen Sexualpädagogik und Sexualerziehung mit deutlichen Worten abqualifiziert. Sie werden als „religiös-fundamentalistisch" und „rechtspopulistisch" bezeichnet (Müller – ein Pseudonym! – 2016) oder auch als „klerikale Guerilla" (Herrath 2009, S. 5), was durchaus in manchen Fällen zutreffend oder passend sein mag, aber in dieser pauschalierenden Form nur deshalb, weil anders motivierte und argumentierende Kritiker, denen man weder religiösen Fundamentalismus noch Rechtspopulismus noch sexualfeindliche oder homophobe Einstellungen noch irgendwelche berufsständigen Eigeninteressen vorwerfen kann, einfach nicht zur Kenntnis genommen werden. Insbesondere die zahlreichen Beiträge zur schulischen Sexualerziehung aus den Reihen der Biologiedidaktik werden konsequent ignoriert. Vor diesem Hintergrund ist die Antwort zu interpretieren, die Uwe Sielert einem Journalisten gegeben hat, der wissen wollte, warum bei einer gsp-Tagung „Zur produktiven Erregung. Zur medialen Konstruktion sexualpädagogischer Praxis" anlässlich vielseitig geäußerter Kritik an aktuellen sexualpädagogischen Konzepten keine inhaltlichen Diskussionen eingeplant waren. Die Antwort lautete, das sei nicht nötig, denn „die wissenschaftliche, professionelle Sexualpädagogik ist sich in den wesentlichen Dingen einig" (Sielert zitiert bei Voigt 2014, S. 6). Sollte damit gesagt werden, dass Kritiker und alternativ Denkende alle unwissenschaftlich und unprofessionell und deshalb nicht anhörenswert sind? Oder heißt das, dass die Punkte, zu denen sich Widerspruch regt – also vor allem bei den Themen „Umgang mit Kindersexualität", „Akzeptanz vs. Förderung sexueller Vielfalt" und „sexualisierende sexualpädagogische Methoden" – nicht zu den „wesentlichen Dingen" der Sexualerziehung gehören?

Spätestens an dieser Stelle fällt einem der Anspruch der katholischen Kirche ein, den einzig wahren Glauben zu vertreten.

Dabei müsste das Expertentum durch eine interdisziplinäre Ausbildung, die von ausgewiesenen Fachleuten der am Thema beteiligten natur-, human- und geisteswissenschaftlichen Disziplinen zu konzipieren wäre, nachprüfbar grundgelegt werden. Die praktischen sexualpädagogischen Konsequenzen müssten wissenschaftlich begleitet werden – aber nicht nur von denjenigen, die das zu evaluierende Konzept entwickelt haben und vertreten („the owners of the process"). Eine solche „Selbstevaluation" findet – wenn überhaupt – derzeit in der Sexualpädagogik und in der Sexualerziehung statt, weil sie praktisch nur innerhalb ihres „Echoraums" existiert, der vom isp und der gsp e. V. mit Unterstützung der BZgA und pro familia geschaffen wurde.

3.5 Wie ist das Verhältnis der Sexualpädagogik zur Biologie?

Sowohl religiös begründete als auch moderne Sexualpädagogik ignoriert Fakten aus der Biologie

Als letzte Gemeinsamkeit zwischen katholischer Religion und moderner Sexualpädagogik sei die Ignoranz gegenüber Fakten aus der Biologie erwähnt:

Dass der Glaube an einen Schöpfungsvorgang nicht oder nur schwer vereinbar ist mit Fakten und Belegen aus der Evolutionslehre und der Stammesgeschichte des Menschen, ist nicht verwunderlich und auch kein Grund zum Vorwurf. Schließlich stammt der Schöpfungs"bericht" aus einer Zeit, als aus der Biologie und zugehörigen mit dem Menschen befassten naturwissenschaftlichen Teilgebieten (vor allem Evolutionsbiologie, Genetik, Anatomie, Embryologie, Physiologie, Humanethologie und Psychologie) kaum Wissen vorlag, aus dem man eine haltbare Theorie über die Menschheitsgeschichte hätte herleiten können. Auch der Reflexions- und Erkenntnisstand bezüglich sozialen und kulturellen Einflüssen auf menschliches Verhalten (einschließlich Sexualverhalten) war rudimentär. Ein Vorwurf kann erst da ansetzen, wo gegen verfügbares gesichertes Wissen Fakten ignoriert werden. Das geschieht bekanntlich heute noch bei „Fundamentalisten", die auch in ihren Argumenten bezüglich Sexualität und Sexualerziehung auf Sichtweisen beharren, die sie nicht – wie es korrekt und akzeptabel wäre – als persönliche Überzeugung vertreten, sondern als einzig „richtige" für allgemeinverbindlich halten und durchsetzen wollen.

Analog dazu ist m. E. der Umgang der modernen Sexualpädagogik mit der Biologie zu bewerten. Das möchte ich hier durch Exkurse (Exkurs 1, Exkurs 2) verdeutlichen.

Exkurs 1
Biologischer Kontext menschlicher Sexualität

Fakt ist, dass Sexualität als Prinzip der Zweigeschlechtlichkeit bei Pflanzen, Tieren und beim Menschen im Laufe der Evolution eine unverzichtbare Rolle bei der sexuellen Fortpflanzung mit all ihren Vorteilen gegenüber einer ungeschlechtlichen Fortpflanzung übernommen hat. Der Aufwand, der im Vergleich zur ungeschlechtlichen Fortpflanzung (z. B. durch Ableger) groß ist, wird kompensiert durch die Vorteile. Ohne die Kombination zweier genetisch unterschiedlicher Keimzellen (Ei- und Samenzelle) wäre Variabilität in der Nachkommenschaft, wären Selektion und Anpassung, wäre Evolution nicht möglich, und die Verbreitung von Arten in ihrer Variationsbreite über die ganze Welt wäre undenkbar gewesen. Außerdem wäre Züchtung (künstliche Selektion) von Pflanzen und Tieren ohne sexuelle Fortpflanzung undurchführbar. Fakt ist auch, dass allen Lebewesen (bis auf relativ wenigen Individuen) neben der Tendenz, eigenes Leben zu erhalten, zweifellos die Tendenz innewohnt, Leben bzw. ihre Gene durch Fortpflanzung weiterzugeben. Wäre dem nicht so, gäbe es kein Leben mehr auf der Erde. Das zeigt sich bei Samenpflanzen in einer enormen Vielfalt von Bestäubungsmechanismen und bei der Samenverbreitung und in der Tierwelt in einem hohen anatomisch-physiologischen Aufwand in Kombination mit einem variationsreichen artspezifischen Verhaltensrepertoire, das das Zusammentreffen der Keimzellen und die Entwicklung des Produktes zu artgleichen, aber genetisch nicht identischen Nachkommen sichert.

In diesem Kontext ist auch die Sexualität des Menschen zu sehen. Das ist kein Glaubensakt oder bloße „Theorie" oder eine Frage des Gesichtswinkels, unter dem man Sexualität betrachtet, und bedient auch nicht irgendwelche Interessen. Es handelt sich um die Konsequenz aus der Tatsache, dass der Mensch ein „Säugetier" ist, dessen Fortpflanzung – ohne aufwendige medizinisch-technische Unterstützung – nur als sexuelle Fortpflanzung funktioniert. Diese Art der Fortpflanzung war und ist anatomisch-physiologisch und vom angeborenen Verhaltensrepertoire her seit Anbeginn der Menschheitsgeschichte von Natur aus – und unabhängig von kulturellen Einflüssen – abgesichert.[10]

Die Lust auf sexuelle Handlungen und der mit ihnen meist verbundene tatsächliche Lustgewinn beim Vollzug waren und sind die Garantie dafür, dass der Mensch das tut bzw. tun möchte, was seine Fortpflanzung garantiert. Hinter diesem Zusammenhang steht kein Plan, keine vorausschauende Zweckbestimmung, keine Absicht von „irgendwem" – die Lust auf Lust gibt es also nicht, damit wir uns fortpflanzen, genauso wenig wie wir die Geschlechtsorgane haben, damit wir Lust erleben können, sondern hat diesbezügliche Effekte zur Folge. Es handelt sich um ein bewährtes Zusammenspiel, so wie die Farbenpracht bei Blüten zur Folge hat, dass Insekten als Bestäuber angelockt werden. Da der Mensch nicht zwanghaft in Abhängigkeit von Jahreszeit, Witterung, Nahrungsangebot, hormonellen Schwankungen und Schlüsselreizen sexuell aktiv wird, wären die Menschen ohne die antreibende und antizipierte belohnende Lust vielleicht längst ausgestorben: Das Kinderkriegen ist für weibliche Menschen beschwerlich und oft auch gefährlich, die Aufzucht der Kinder

---

[10] Die modernen Möglichkeiten, menschliche Fortpflanzung zu manipulieren (u. a. durch Klonieren), stehen dazu nicht im Widerspruch.

war und ist für männliche und weibliche Menschen sehr aufwendig, und der Mensch könnte und kann sich – im Gegensatz zu allen Tieren – aufgrund seines Wissens um die Zusammenhänge diesen Mühen auch bewusst entziehen. Die Lust verhindert bzw. verhinderte bei den meisten Menschen diesen Verzicht mit dem Ergebnis, dass sich die Menschen nicht nur fortpflanzten und fortpflanzen, sondern auch vermehrten und sich wohl auch noch weiterhin vermehren werden, selbst wenn sich die weitere Vermehrung als unvernünftig erweisen sollte.

Für den Fortbestand der Menschheit ist es unerheblich, dass sich die Lust auf sexuelle Handlungen keineswegs bei allen Menschen nur auf Menschen richtet, mit denen man sich auch fortpflanzen könnte. Aus biologischer Sicht genügt für die Weitergabe menschlichen Lebens, dass sich auch (!) männliche und weibliche Menschen zusammenfinden, und es genügt auch, wenn nur ein Teil der Menschen sexuell das tut, was zum Kinderkriegen nötig ist, bzw. wenn nur ein Teil der lustbringenden Handlungen dazu beiträgt. Sexuelles Handeln und Fortpflanzung gehören weder beim Menschen noch in der übrigen belebten Natur zu den existenziell unverzichtbaren Lebensäußerungen jedes Individuums, wie etwa Ernährung oder Bewegung, auch wenn das Bedürfnis danach in (fast) allen Menschen mehr oder weniger stark angelegt ist und der freiwillige oder erzwungene Verzicht vielschichtige psychosoziale Konsequenzen hat.

Ob es angeborene Mechanismen gibt, die zu (hetero-) sexuellem Handeln zwischen Menschen, die dadurch auch Kinder kriegen können, mehr motivieren als zu irgendwelchen sonstigen „unproduktiven" lustvollen sexuellen Handlungen, ist unklar und ist auch nicht mehr wirklich erforschbar; denn vom ersten Lebenstag an wird ein Mensch sozialen und kulturellen Einflüssen ausgesetzt, die seine möglicherweise angeborenen Verhaltenstendenzen mehr oder weniger stark modellieren. Da heterosexuelles Handeln in fast allen Kulturen sozial unterstützt oder sogar eingefordert wird und da Menschen ihrer ggf. angeborenen Tendenz zur Weitergabe von Leben erfahrungsgemäß nur durch heterosexuelles Handeln folgen können, auch wenn sie auf etwas anderes Lust hätten, ist es nicht verwunderlich, dass es zahlenmäßig dominiert. Solange Menschen damit glücklich oder zumindest zufrieden sind und anders motivierten und handelnden Menschen das Leben und Lieben nicht schwer gemacht werden, ist daran nichts Kritikwürdiges. Dass wir gesellschaftlich leider noch nicht so gelassen mit dem Thema umgehen, liegt an vielerlei Faktoren. Unter anderem mag die alttestamentarische Botschaft „Seid fruchtbar und mehret euch!" dabei unterschwellig eine Rolle spielen.

Wichtig ist, dass kein Mensch wegen seiner Sexualität irgendwelche Benachteiligungen oder Abwertungen erfährt, solange er nicht gegen konsensuell definierte Werte verstößt (z. B. Geschlechtergerechtigkeit und Schutz von Kindern gegen sexuelle Gewalt und Missbrauch). Unbestritten ist, dass solche konsensuell definierten Werte noch nicht in allen Kulturen verankert sind und es noch viel Nachholbedarf gibt. Widerstände sind vorprogrammiert, weil gesellschaftliche Gruppen – egal aus welchem Kulturraum – mit einem eigenen traditionellen Wertesystem darauf bestehen, dass ihre Werte die einzig „richtigen" sind, und sich gegen jeden „Wertewandel" wehren.

In der Evolutionsbiologie, -psychologie und der Verhaltenslehre unterscheidet man zwischen proximaten und ultimaten Gründen, die ein Verhalten auslösen. Proximat sind „naheliegende" vordergründige Ursachen bzw. Motive, die beim Thema Sexualität in den meisten Fällen im teils körperlich ersehnten, teils erlernt antizipierten Lustgewinn zu sehen sind. Dieser kann auf vielfältige individuelle Weise erreicht werden. Auf dieser persönlichen Motivationsebene kann auch von „Zwecken" im Sinne von Wirkursachen gesprochen werden, die der Einzelne im Bewusstsein der erwarteten oder erhofften Wirkung mit seinen sexuellen Handlungen über den Lustgewinn hinaus anstrebt (vgl. Kluge 2008, S. 71), so u. a. Entspannung, Beziehungsförderung oder Machtausübung. Beim Handeln ist also die antizipierte Wirkung motivierend.

Ultimat ist die letztendlich „eigentliche" Ursache eines Verhaltens, und diese liegt beim sexuellen Handeln zweifellos in der Pflanzen, Tieren und Menschen innewohnenden Tendenz, die eigenen Gene und damit Leben weiterzugeben (Schneider und Schmalt 2000, S. 157/158). Etwas missverständlich wird hier von Zweckursache gesprochen, obgleich hier mit Zweck etwas anderes, vor allem Vorbewusstes, der Fortpflanzung Dienliches gemeint ist und nicht die oben erläuterten leicht durchschaubaren individuell bedeutsamen Zwecke (Wirkursachen).

Wie wirksam Sexualität als Energiequelle über Fortpflanzung und Lustgewinn hinaus im Laufe der Menschheitsgeschichte geworden ist, erschließt sich aus ihrem ungeheuer vielfältigen Einfluss auf die Kulturen der Menschen aller Zeiten und überall auf der Welt. Die Lust am sexuellen Handeln, sei es real, dargestellt oder fiktiv, ist ein nicht wegzudenkender Motor im sozialen und kulturellen Leben. Es ist gerechtfertigt zu sagen: Sexualität als die aus dem Tierreich übernommene Energiequelle für die Fortpflanzung ist zwar älter als unsere Kulturen, hat die Kulturen aber vor allem auch wegen des damit verbundenen Lustaspektes (und anderer proximater „Zwecke" bzw. Wirkursachen) von Anbeginn an mit geprägt, sodass eine getrennte Betrachtung der Faktoren heute kaum noch möglich ist. Die variationsreiche Verquickung von Sexualität mit Religion, Macht, Wirtschaftsinteressen, Politik u. a. m. kann den Eindruck erwecken, Sexualität sei ein ausschließlich „sozialer" Tatbestand, der sexualpädagogisch-erzieherisch beliebig beeinflussbar sei. Ich halte das für einen Irrtum. Nur eine Sexualpädagogik, die Sexualität und Sexualverhalten sowohl als biologischen als auch als sozialen Tatbestand im Blick hat, ist menschengerecht.

Exkurs 2

Gesellschaftlich „gemachte" Geschlechter?

Als ignorant gegenüber Fakten aus der Biologie ist auch die Behauptung einzustufen: „Making Sex: auch biologisches Geschlecht ist gesellschaftlich gemacht." Heinz-Jürgen Voß macht in seinem Gastvortrag an der FH Köln im Jahr 2013 deutlich, dass mit den aktuellen biologischen und medizinischen Theorien „viele Geschlechter erklärbar sind, statt nur zwei oder drei" (Voß 2013)[11].

Diese Aussage muss in mehrfacher Hinsicht hinterfragt werden. Einerseits wird das biologische Geschlecht (Sex) als gesellschaftlich gemacht bezeichnet, und es wird behauptet, es gäbe mehr als zwei biologische Geschlechter. Andererseits weist das Wort „auch" darauf hin, dass die andere Seite des Geschlechts, nämlich Gender (soziales Geschlecht, Rolle, Identität) wie selbstverständlich als rein gesellschaftlich gemacht zu interpretieren ist.

---

[11]Heinz-Jürgen Voß: Making Sex. Auch biologisches Geschlecht ist gesellschaftlich gemacht. Vortrag FH Köln 03.12.2013.

Wie viele Geschlechter gibt es? Die Annahme, es gäbe mehr als zwei Geschlechter, ist genauso unrealistisch wie die Annahme, es sei „gottgewollt", dass alle Menschen entweder männlich oder weiblich sind.

Biologisch männlich sind Menschen (und andere Lebewesen), die Samenzellen, biologisch weiblich sind Menschen (und andere Lebewesen), die Eizellen produzieren können. Eine dritte oder gar vierte oder sonstige Möglichkeit gibt es bei höher entwickelten Lebewesen nicht und kann es auch nicht geben (Wickler und Seibt 1998, S. 76). Bei den meisten Menschen kommen einige andere „typische" körperliche Merkmale hinzu, die sie als biologisch männlich oder weiblich erkennbar machen und die zum Teil auch mit Zeugung oder Schwangerschaft und Gebären zu tun haben (z. B. Beckenbau) bzw. mit der Arbeitsteilung zwischen Mann und Frau zu Beginn der Menschheitsgeschichte (z. B. Körperfett- und Muskelanteil).

Welche Merkmale bzw. welche Addition von Merkmalen dazu benutzt werden, Menschen als Jungen oder als Mädchen bzw. als Männer oder als Frauen zu bezeichnen und als solche oder als „sexuelle Zwischenstufen" zu behandeln, ist tatsächlich „gesellschaftlich gemacht" und hätte längst wissenschaftlich, juristisch und ethisch vorbehaltlos diskutiert werden müssen und zu sexualpädagogischen Konsequenzen führen können und müssen. Material mit Vorschlägen zu Teilaspekten für die Sexualerziehung im Biologieunterricht wurde schon vor einigen Jahren vorgelegt (u. a. Etschenberg 1994, 1998). Für Menschen, die als Intersexuelle nicht gemäß der weiter oben zitierten biblischen Botschaft Männern oder Frauen zuordenbar sind, sollte es – wie bereits gerichtlich zugestanden – eine geschlechtsneutrale oder beide Geschlechter umgreifende positive, nicht pathologisierende Benennung geben (Bundesverfassungsgericht 8.11.2017) – so wie in anderen Kulturen längst üblich (vgl. Wickler und Seibt 1998, S. 264 ff.). Der Begriff für diese dritte Kategorie (kein drittes Geschlecht) muss im europäisch-amerikanischen Kulturraum noch gefunden werden.

Dass es eine große Anzahl von Menschen gibt, die aus verschiedenen „körperlichen" Gründen in sehr unterschiedlichen Ausprägungen als „sexuelle Zwischenstufen" auf die Welt kommen, was sich z. T. erst in der Pubertät herausstellt, ist nicht verwunderlich, wenn man sich die komplizierte Entwicklung des biologischen Geschlechts mit ihren zahlreichen Weichenstellungen von der Befruchtung an vor Augen hält (vgl. Drews 2006) und wenn man begriffen hat, dass der tatsächliche anatomisch-physiologische Geschlechtsunterschied mit der Verzweigung eines Y aus gemeinsamen Anlagen vergleichbar ist (vgl. Zankl 1999; Drenckhahn 2003, S. 731 ff.). Wer darüber informiert ist und sich ggf. darüber freuen kann, dass er selbst von keiner problemhaften Entwicklung betroffen ist, wird jedwede Diskriminierung besser ablehnen können als Mitmenschen, die darüber nicht aufgeklärt sind.

Davon unberührt haben m. E. alle Menschen das Recht, sich unabhängig von der Möglichkeit, die eine oder andere Sorte Keimzellen zu produzieren, einer der drei Kategorien psychisch oder physisch zuzuordnen, wenn davon ihr Lebensglück abhängt. Die heftigen Diskussionen der letzten Jahre um die „Geschlechterfrage" und um die Wählbarkeit des Geschlechts könnte man gelassen, ja sogar erfreut, weil in wichtigen Punkten überfällig, verfolgen, wenn da nicht weit über das Ziel hinausgeschossen werden könnte. Beispiel: Soll man allen Kindern, auch denen, die kein Problem mit ihrem (auf der Basis ihres Erscheinungsbildes zugewiesenen) Geschlecht haben, nahelegen, über ihr „wahres" Geschlecht nachzudenken? Empathie mit dem jeweils anderen

Geschlecht kann und soll durch Übungen von der Kita an gefördert werden, aber ist es zweckdienlich, Kinder zu „nötigen", in das Outfit und in Rollen des jeweils anderen Geschlechts zu schlüpfen, wenn sie nicht von sich aus Lust dazu haben? Welche Verwirrungen und Widerstände löst ein solch „rabiates" Vorgehen vor allem bei denjenigen Kindern und deren Eltern aus, deren bereitwillige Integration in die westeuropäische Gesellschaft in hohem Maße von einem kultursensiblem Umgang mit dem Thema Sexualität und Geschlechterverhältnis abhängt?

Vorbehaltlose Freude über die offenbar sich anbahnende Befreiung aus den Fesseln fremdbestimmter Geschlechtszuweisung mag nicht aufkommen, wenn man bedenkt, wie viele Psychologen, Mediziner, Pädagogen und Lobbyisten von diesem Trend wirtschaftlich oder ideell profitieren und ihn deshalb unterstützen könnten. Welche Kriterien sind anzuwenden bei der Unterscheidung eines authentischen, oft unter großem Leidensdruck entstandenen Wunsches nach frei gewählter Geschlechtszugehörigkeit ggf. mit geschlechtsumwandelnden körperlichen Eingriffen einerseits und eines eingeredeten, im Einzelfall sogar medial induzierten oder vermarkteten Begehrens nach geänderter Geschlechtszugehörigkeit andererseits? Hier kommen schwierige Aufgaben auf seriöse Pädagogen, Berater, Therapeuten und Mediziner zu.

Wie steht es um die Machbarkeit des Frauseins oder Mannseins über das biologische Geschlecht hinaus? Spielt die Biologie bei „Gender" keine Rolle?

„Man wird nicht als Frau geboren, man wird es" (Simone de Beauvoir 1951, S. 265 – im Original „On ne nait pas femme, on le devient" 1949) ist eine zutreffende Aussage. Die gleiche Aussage trifft auf das Mannwerden zu. Dazu gibt es aber kein Zitat. Zweifellos werden beide Geschlechter durch Sozialisation und Selbstbestimmung letztendlich zu Menschen, die sich als Mann oder Frau oder irgendwie weiblich/männlich identifizieren und verhalten (wobei es immer schwieriger wird, Verhalten über die Fortpflanzungsvorgänge hinaus als „männlich" oder „weiblich" zu klassifizieren).

Die Aussage von Simone de Beauvoir wird aber gerne falsch und tendenziös übersetzt mit „Man wird nicht als Frau geboren, man wird dazu *gemacht*" und suggeriert – so wie das Zitat von Voß (2013) –, dass es keine biologische Basis für das, was wir heute Gender nennen, gibt.

Diese Annahme ist aber genauso falsch wie die der religiös basierten Sicht von Gender, dass das Verhalten der Geschlechter „naturgewollt" auf „spezifische" Weise an das biologische Geschlecht gekoppelt sei. „Dass jedes Verhalten ... eine biologische und damit genetische Grundlage hat, ist selbst unter eingefleischten Milieutheoretikern wohl mittlerweile unstrittig. Nur die Reichweite der Grundlage wird angezweifelt" (Euler und Hoier 2008, S. 16).

Dabei sind mehrere Ebenen der genetischen Beteiligung zu unterscheiden: Einerseits gibt es die genetische Grundlage, die uns seit frühester Menschheitsgeschichte als Mitbringsel unserer Herkunft als „Säugetier" begleitet. Schon allein die Tatsache, dass Frauen nur eine begrenzte Anzahl von Kindern bekommen können und durch Schwangerschaft, Geburt und Stillzeit „gehandicapt" waren (und sind), während Männer ohne Mühe nahezu unendlich viele Nachkommen zeugen konnten (und können), aber für ihre Nachkommen eine Partnerin brauchten (und brauchen), deren fruchtbare Zeit von Natur aus wegen des „heimlichen Eisprungs" nicht erkennbar war (und ist), rechtfertigt die Annahme, dass männliche und weibliche Menschen bestimmte, unterschiedliche Strategien für ihre Partnerwahl und den Fortpflanzungserfolg anwenden mussten (und müssen). Darüber hinaus stellten auch die Lebens- und Arbeitsbedingungen (Bezugspunkt: Steinzeit) unterschiedliche Ansprüche an Männer und Frauen. Die dazu notwendigen Voraussetzungen, die das Überleben und den Fortbestand der Menschheit garantiert haben, brachten sie aus dem Tierreich mit. Durch sexuelle Selektion (Partnerwahl) blieb dieses genetisch verwurzelte Programm (als „geschlechtstypisches" Verhalten) über Jahrhunderte erhalten, wenn auch durch gesellschaftlich-soziale Veränderungen (u. a. Industrialisierung und soziale Gesetzgebungen) und damit verbundener geänderter Partnerwahl mit abnehmender Wirksamkeit. Diese „stammesgeschichtlich" erklärbaren Anteile im Verhalten der Menschen werden erst in Jahrtausenden (vielleicht) ihre genetische Verwurzelung verlieren. Der Behauptung: „Es gibt keinen Grund anzunehmen, dass die Struktur der menschlichen Psyche nicht maßgeblich durch evolutionäre Prozesse gestaltet wurde" (Euler und Hoier 2008, S. 3), kann nicht widersprochen werden.

Es könnte als Gesprächsangebot an die Sexualpädagogen verstanden werden, wenn ein Humanethologe sagt: „Die Humanethologie könnte helfen, aus dem Wissen um die Natur des Menschen manche unbewusst und unreflektiert gelebten Phänomene besser zu verstehen, mit ihnen besser umzugehen und schließlich auch eigene persönliche und soziale Beziehungen zu verbessern. Ein besseres Verständnis biopsychologischer Unterschiede zwischen den Geschlechtern schafft eine Basis, die Fähigkeiten und Grenzen des eigenen und des anderen Geschlechts besser einzuschätzen und zu schätzen. Damit können Männer und Frauen die Missverständnisse und Einengungen vermeiden, die entstehen, wenn das andere Geschlecht nur am eigenen gemessen wird" (Medicus 2015, S. 132).

Selbstverständlich kann und darf die Erklärung bestimmter geschlechtstypischer Verhaltensweisen durch die Bezugnahme auf Evolution und Stammesgeschichte des Menschen nicht dazu missbraucht werden, irgendwelche Verhaltensweisen zu rechtfertigen, die den heutigen Wertvorstellungen z. B. von Geschlechtergerechtigkeit oder Partnerschaftlichkeit widersprechen. Diese Rechtfertigungstendenz wird gerne von biologisch „ungebildeten" Menschen unterstellt, aber die Biologie rechtfertigt nichts, sie erklärt, sonst nichts.

Andererseits gibt es darüber hinaus den angeborenen Verhaltensanteil, der zumindest als Dispositionen familiär vererbt wird und nicht auf Imitationslernen oder Erziehung zurückzuführen ist. „Ganz der Vater" muss manche alleinerziehende Mutter feststellen, auch wenn ihr Kind keinen Kontakt zum Erzeuger hatte, und meint damit nicht nur körperliche Merkmale.

Beide genetischen Anteile, der stammesgeschichtlich verankerte und der familiäre, sind existent, individuell unterschiedlich gewichtet, aber nicht quantifizierbar.

Zur (stark vereinfachten) Verdeutlichung des Gemeinten hier ein Vergleich: Ein maßgebliches Charakteristikum eines geometrischen Körpers ist das Volumen, der Rauminhalt. Dieses wird bestimmt durch drei Maße, beim Quader (Typ „Zigarrenkiste") durch Länge, Breite und Höhe. Die drei Maße, die zur Ermittlung des Rauminhalts miteinander multipliziert werden, können stark variieren, ohne den Rauminhalt zu verändern. Ein Beispiel (Abb. 3.6): Der Rauminhalt von 72 ccm entsteht durch Länge × Breite × Höhe in cm, z. B. von $10 \times 7{,}2 \times 1$ (a), $12 \times 3 \times 2$ (b), $8 \times 3 \times 3$ (c) oder $6 \times 4 \times 3$ (d). Länge, Breite

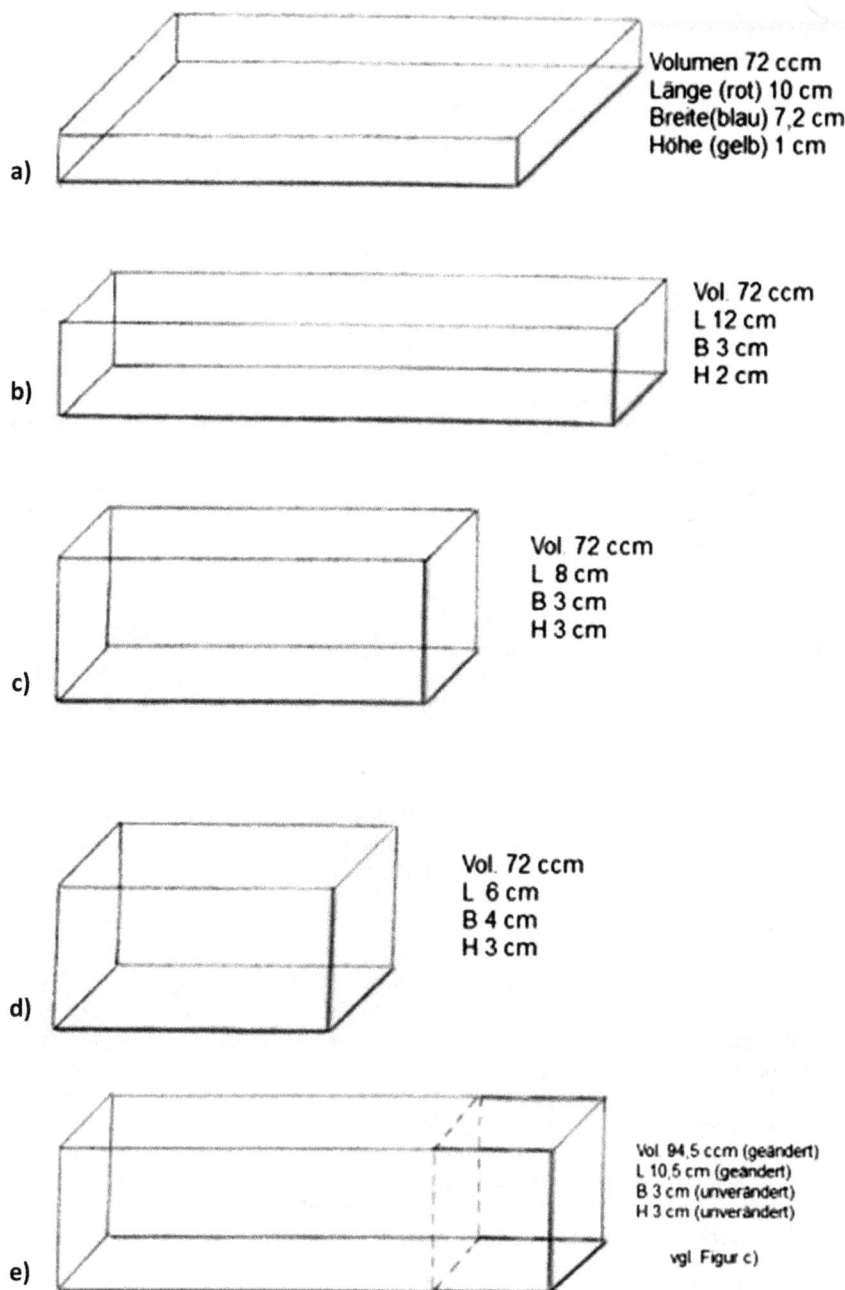

Abb. 3.6 Genetische und sozialisationsbedingte Verhaltensanteile – ein Vergleich: Gleiches Volumen, drei variable Maße; verändertes Volumen durch Veränderung eines Maßes (Erläuterungen im Text). (Mit freundlicher Genehmigung von © K. Etschenberg 2019. All Rights Reserved)

und Höhe des Quaders lassen sich vergleichen mit den zwei unterschiedlichen genetischen (in Blau und Gelb) und dem erworbenen Anteil (in Rot) im Verhalten bzw. der Verhaltensdispositionen.

Begegnet man einem männlichen oder weiblichen Menschen, so lassen sich die genetischen Anteile und der erworbene Anteil seiner Persönlichkeit nicht unterscheiden, da dieser Mensch uns begegnet wie ein Quader, vom dem wir nur das Volumen (er)kennen, nicht aber Länge, Breite und Höhe. Es ist auch nicht möglich, Länge, Breite und Höhe den beobachtbaren Verhaltensanteilen zuzuordnen. Erziehungswissenschaften und die Erziehungspraxis gehen selbstverständlich davon aus, dass der sozialisationsabhängige Anteil des Verhaltens der „Länge" des Quaders entspricht, während die genetisch bedingten Anteile nur marginale Bedeutung als „Breite" und „Höhe" haben.

Zu betonen ist, dass sich der sozialisationsbeeinflusste Anteil des Verhaltens und damit auch das „Wesen" eines männlichen oder weiblichen Menschen oder männlich-weiblichen Menschen im Laufe des Lebens verändern kann – so wie sich das Volumen eines Quaders verändert, wenn man die Länge modifiziert (Abb. 3.6e). Höhe und Breite sind – wenn man sie mit den genetisch basierten Verhaltensanteilen gleichsetzt – nicht modifizierbar, auch wenn sie durch Förderung oder Hemmung, durch Sozialisation und Selbstbestimmung unterschiedlich stark „in Erscheinung treten".

Das völlige Ignorieren des genetischen Anteils im geschlechtlichen Verhalten halte ich für einen fundamentalen Fehler der Sexualpädagogik. So wie der repressive Umgang der katholischen Kirche mit dem natürlichen Bedürfnis nach Lustgewinn unabhängig vom Fortpflanzungswunsch Menschen überfordern und unglücklich machen kann, so kann auch die Blindheit gegenüber angeborenen Verhaltenstendenzen Menschen überfordern und unglücklich machen. Keinem Tier möchte man zumuten, jedwedes angeborene Verhalten zu unterdrücken. Auch hier sei ein Vergleich gestattet. Diejenigen, die glauben, psychische Merkmale und Verhaltensbereitschaften seien nicht vererbbar, müssen sich fragen lassen, wie es möglich war, aus dem Wolf, also einer Tierart (Spezies) mit bestimmten Verhaltensmerkmalen Dutzende Hunderassen zu züchten. Diese unterscheiden sich nicht nur deutlich im Körperbau (z. B. Dackel und Windhund), sondern zeigen bei vergleichbarem Körperbau jeweils sehr unterschiedliche „Wesensmerkmale" (z. B. Labrador, Golden Retriever und Rottweiler), die an die Nachkommen bei fortdauernder sexueller (reinrassiger) Selektion vererbt und durch Kreuzungen kombinierbar werden. Diese „Wesensmerkmale" spielen bei der Entscheidung für die eine oder andere Rasse meist eine wichtige Rolle – auch bei Menschen, die nicht an die Vererbbarkeit von psychischen Merkmalen glauben! Dass rassetypische „Wesensmerkmale" von Welpen (jungen Hunden) anlagebedingt und durch Lebensumstände variieren und unterschiedlich klar in Erscheinung treten können, ist selbstverständlich, ändert aber nichts an der Tatsache, dass sie genetisch vorprogrammiert sind (siehe Plomin et al. 1999, S. 56 ff.).

Die Erforschung diesbezüglicher Fragen bei Menschen ist wegen methodischer Einschränkungen schwierig, da nur Zwillings- und Adoptionsforschung, Studien an taub-blind Geborenen und Universalienforschung der Humanethologie[12] aus

---

[12]Universalienforschung versucht herauszufinden, welches Verhalten bei allen Menschen weltweit – unabhängig von der jeweiligen (vor allem auch von moderner Zivilisation unberührten) Kultur – als typisch menschlich vorzufinden ist (u. a. Eibl-Eibesfeld 1976) – ein Forschungszweig, für den die Ressourcen immer rarer werden.

ethischen und praktischen Gründen genutzt werden können, nicht aber genetische Experimente wie bei Tieren. Als Warnung eines Biologen vor einer Überschätzung des genetischen Anteils im Verhalten ist zu verstehen: „Die Variabilität psychischer Merkmale ist jedoch besonders schwer in einen erb- und einen umweltbedingten Anteil zu zerlegen" (Knußmann 1996, S. 113). Diese Schwierigkeit darf aber nicht als Vorwand dienen, solche grundlegenden Sachverhalte in der Sexualpädagogik unreflektiert auszublenden.

3.6 Sexualpädagogik und -erziehung ohne Regen und Traufe – gibt es sie?

Versuch einer Schlussfolgerung

Ich hoffe, verständlich gemacht zu haben, warum ich die moderne Sexualpädagogik als „Traufe" bezeichne, unter der man auf der Flucht vor einer konservativ katholischen Sexualerziehung, die ich hier als „Regen" bezeichne, Schutz sucht und dabei nass wird.

Natürlich macht es vordergründig vielen Kindern hier und heute mehr Spaß, unter den Einfluss der proaktiv sexualisierenden Sexualerziehung zu geraten. Eltern und andere an der Erziehung beteiligte Erwachsene haben aber aus ihrer Lebenserfahrung heraus meist eine Langzeitperspektive unter Einbeziehung anderer wichtiger Lebensthemen für Kinder im Blick. Sie müssen sich darauf verlassen, dass „staatlich verordnete" Sexualerziehung in Kita und Schule aus einer Sexualpädagogik hervorgeht, die als Wissenschaft alle bekannten, vernünftig begründeten Faktoren, die bei der menschlichen Sexualität eine Rolle spielen, berücksichtigt, ehe Konsequenzen propagiert und umgesetzt werden.

Dass eine religiös fundierte Sexualpädagogik, die Fortpflanzung als „gottgewollten" Sinn von Sexualität darstellt, grundsätzlich humanethologische, evolutionsbiologische und -psychologische Erklärungsmuster umgeht, ist – das sei nochmals betont – „irgendwie" verständlich. Unverständlich und nach meiner Überzeugung eigentlich auch unverzeihlich ist, dass die moderne, sich wissenschaftlich fundiert nennende Sexualpädagogik des 21. Jahrhunderts den hinreichend bekannten biologischen Zusammenhang von Fortpflanzung und Lustgewinn, von proximaten und ultimaten Verhaltensursachen und von deren angeborenen Grundlagen ignoriert. Der Eindruck entsteht, dass diese Art der Sexualpädagogik Evolution und die stammesgeschichtlichen und genetischen Wurzeln des menschlichen Verhaltens nicht ernst nimmt und sich von der Vorgehensweise her dem fundamentalistischen Kreationismus annähert, auch wenn die Konsequenzen anders aussehen.

Wenn man sich beim Betrachten eines Gegenstandes das linke Auge zuhält, sieht man den Gegenstand in einem etwas anderen Ausschnitt als beim Ausschalten des rechten Auges – in beiden Fällen verliert der Gegenstand zudem auf jeden Fall seine natürliche Dreidimensionalität. Einäugiges Sehen – in unserem Fall ein ausschließlich natur- oder ausschließlich geisteswissenschaftlicher Blick auf menschliche Sexualität – ist grundsätzlich kein seriöser Weg der Erkenntnisgewinnung und führt zwangsläufig zu verzerrten Konsequenzen.

Es widerspricht m. E. jedwedem Grundsatz von Aufklärung und Bildung, wenn man Kindern und Jugendlichen diese Zusammenhänge verschweigt und ihr Augenmerk mit sozial-sexualpädagogischem Engagement ausschließlich auf den Lustgewinn als „Sinn" ihrer Sexualität oder auf andere vorgebliche „Sinnaspekte" lenkt und ihnen die (teilweise) Verwurzelung von Sexualität einschl. Sexualverhalten in ihrem biologischen Menschsein verschweigt. Der „vernünftige" Zugang zu vielen Erscheinungsformen menschlichen Sexualverhaltens bleibt ihnen verschlossen. Man kann nicht als Ausrede gelten lassen, für diese Art „Aufklärung" seien andere, z. B. die Biologen, zuständig. Wenn damit die didaktisch-methodische Umsetzung von humanbiologischen, vor allem körperbezogenen Informationen gemeint ist, dann kann man zustimmen. Aber keiner würde es gutheißen, wenn in einem Kochkurs nur „leckere" Rezepte eingeübt würden. Die Lernenden müssen sich darauf verlassen können, dass der „Kochkünstler" sich seiner Verantwortung bewusst ist und sowohl die biologischen Grundlagen menschlicher Ernährung und Verdauung als auch die möglichen Nebeneffekte (einschl. der gesundheitlich riskanten) seiner empfohlenen Zutaten kennt und auch zeigt, dass er sie kennt.

Weder in den Einführungen zur Sexualpädagogik (Sielert 2005, 2015) noch in dem *Handbuch Sexualpädagogik und sexuelle Bildung* (Schmidt und Sielert 2008) werden die ursprüngliche Funktion von Sexualität und Lust und die rational nachvollziehbaren Grundlagen sexueller Verhaltenstendenzen für Pädagogen fachlich mehrperspektivisch dargestellt bzw. reflektiert oder durch Literaturverweise ins Bewusstsein der Leserschaft gerückt. Solche Verweise hätten zumindest gezeigt, dass Sozial-/Sexualpädagogen sich mit dem Gegenstand ihres Denkens und Schlussfolgerns vorbehaltlos wissenschaftlich und nicht „einäugig" auseinandergesetzt hätten. Gerade eine halbe Seite wird in den Einführungen dem Thema „Sexualität in der Biologie" gewidmet (Sielert 2005, S. 49, 2015, S. 47) und dabei wird der von den zitierten Biologen (Wickler und Seibt 1998) als bedeutsam dargestellte und tatsächlich relevante Unterschied zwischen „Vermehrung" und „Fortpflanzung" als „spitzfindig" abgetan.

Im Handbuch *Sexualpädagogik und sexuelle Bildung* wird als einziges „biologisches" Thema die „Entwicklung des Menschen zum Geschlechtswesen" von dem bereits erwähnten Pädagogen Norbert Kluge durch einen beschreibenden Text mit dem Schwerpunkt bei der vorgeburtlichen Entwicklung dargestellt. Kluge (2008) verknüpft das Thema leider nicht mit einer pädagogischen Fragestellung oder Konsequenz. Auch wenn in seiner Literaturliste ein Lehrbuch des Genetikers und Anthropologen Rainer Knußmann angegeben wird, finden dessen Überlegungen zu den biologischen und genetischen Wurzeln des (Sexual-)Verhaltens im Text keine Berücksichtigung durch eine Bezugnahme oder ein Zitat.

Unverständlich ist m. E. auch, dass im zitierten Handbuch beim Thema „kindliches Sexualverhalten" (Wanzeck-Sielert 2008) nichts über die körperlichen verhaltensrelevanten Reifungsprozesse bis zur Pubertät ausgeführt wird bzw. durch Literaturhinweise zum Selbststudium ins Bewusstsein der Leserschaft gerückt wird. Selbst wenn man kindliche Sexualität nur aus der Sicht von Sigmund Freud und Erik Erikson und damit aus anderer Perspektive sieht bzw. darstellen will als aus der Sicht anders denkender und deutender Wissenschaftler (z. B. Hassenstein 2006) und wenn man den „sexuellen" Handlungen von Kindern eine andere Bedeutung im Hinblick auf ihre Förderungsbedürftigkeit durch Erwachsene zuschreibt, wäre ein „Blick über den Tellerrand" ein Zeichen von vorurteilsfreier Redlichkeit. Für eine evtl. deutliche, fachlich begründete Abgrenzung einer eigenen alternativen Sichtweise könnte Überzeugungsarbeit geleistet werden.

Es findet aber keine solche Abgrenzung statt, sondern es entsteht der Eindruck – wie bei religiös basierter Sexualerziehung – einer auf tendenziös selektierten Fakten beruhenden „Gesinnungspädagogik". Das provoziert – zu Recht – Widerspruch.

Der gleiche Vorwurf ist dem Buch *Sexualpädagogik der Vielfalt* zu machen (Tuider et al. 2012). Da geht es vor allem um die Förderung der Akzeptanz sexueller Varianten (u. a. Intersexualität), aber die dazu gehörenden Sachinformationen (für die erwachsenen Leser und Leserinnen) erschöpfen sich in Fußnoten mit kargen Definitionen (S. 89). Dabei wäre eine sachlich korrekte Information bzw. sogar Lerneinheit zum vielschichtigen Phänomen von Intersexualität(en) (chromosomal, genetisch, organisch, hormonal-physiologisch, psychisch) unabdingbare Voraussetzung für die angestrebte vernünftig und nicht nur emotional verankerte Selbst- und Fremdakzeptanz betroffener Menschen.

So geht es der modernen Sexualpädagogik und der von ihr befürworteten „sexuellen Bildung" (nicht identisch mit Sexualbildung, Kap. 1) offenbar auch bei diesem Thema nicht um Aufklärung mit dem Ziel, Jugendlichen eine faktenbasierte Meinung zu ermöglichen, sondern um die Verbreitung von „vorgedachten" Einstellungen. Diese Methode ist nicht nur eine Bevormundung, sondern letztendlich möglicherweise kontraproduktiv: Meinungen können einem sich wandelnden (z. T. politisch oder wirtschaftlich bedingten) Zeitgeist zum Opfer fallen, weil sie „auf tönernen Füßen" stehen, und fordern oft auch zum Protest und zu Gegenbewegungen heraus. Würde dagegen im Bewusstsein der nachwachsenden Generation (endlich) das Wissen um die nicht nur sozial bedingte, sondern prinzipiell auch biologisch bedingte „natürliche" variationsreiche Entwicklung von Geschlechtlichkeit verankert, so würde Diskriminierung von Intersexualität(en) und „sexuellen Zwischenstufen" (vgl. Hirschfeld 1930, Bd. 1, S. 545 ff.) über die ethische Verwerflichkeit hinaus als Ausdruck von Unwissenheit und Ungebildetsein entlarvbar sein.

Zum Vergleich: Heutzutage wäre es undenkbar, Rassismus nachhaltig bekämpfen zu wollen, ohne Menschen über die Befunde aus Paläontologie, Genetik und Humanethologie aufzuklären, die die gemeinsame Herkunft aller Menschen und deren genetische Verwandtschaft belegen.

Zurück zu der Frage, ob es eine Sexualpädagogik geben kann, die weder als Regen noch als Traufe zu bezeichnen ist. Ich bin überzeugt, dass es sie geben müsste, um eine nicht nur sexualfreundliche, sondern auch menschengerechte Sexualerziehung zu konzipieren, aber es kann sie nur geben, wenn

- Sexualpädagogik ihre Einäugigkeit aufgibt,
- sie sich auf interdisziplinären Wissensaustausch unter ausdrücklicher Berücksichtigung gesicherter und pädagogisch relevanter Fakten aus der Humanbiologie einlässt,
- sie sich bemüht, auf Merkmale einer normorientierten bzw. ideologieverdächtigen Sexualerziehung zu verzichten – egal ob sexualunterdrückend oder sexualfreundlich sexualisierend -,
- sie pädagogisch auf der Basis agiert: Sexualität ist eine von Natur aus wirksame, mit Lustgewinn kombinierbare Energiequelle, die die Fortpflanzung der Menschen ermöglicht und einem meist auf Lustgewinn oder andere Effekte gerichtetes Verhalten zugrunde liegt, das in einem nicht genau zu identifizierenden und individuell unterschiedlich genetisch vorprogrammierten Rahmen die Botschaft rechtfertigt: „Sexualität ist das, was wir daraus machen" (Offit 1979, S. 16) und
- sie das, was sie bei Kindern „daraus machen" will, konsensfähig und überzeugend in Konzepten offenlegt, die keine Eigeninteressen von derzeit Erwachsenen bedienen.

Fazit

Zu meinem Bedauern haben sich aus meiner Sicht Sexualpädagogik und Sexualerziehung in der jüngsten Zeit nicht als schützendes „Dach" weiterentwickelt, unter dem sich Menschen sicher fühlen können vor rational nicht begründbaren Einschränkungen, nebulösen Drohungen und Verheißungen und normierenden Glaubenssätzen einer irgendwie auserwählten oder selbst ernannten Expertengruppe. Religiös verwurzelte Bedenken bezüglich frei gelebter, individuell gestalteter Sexualität sind leider nicht ersetzt worden durch sexualfreundliche Gelassenheit und Toleranz bzw. Akzeptanz, sondern von neuen Normgebern durch neuartige Bedenken, Drohungen und Verheißungen. Dabei wird durch die „einäugige" Herangehensweise der Sexualpädagogik, die vor allem durch die Ignoranz gegenüber biologischen Gegebenheiten geprägt ist, verhindert, dass Sexualerziehung außer sexualfreundlich auch menschengerecht agiert.

Literatur

Beauvoir S (1951) Das andere Geschlecht. Hamburg
Bundeszentrale für gesundheitliche Aufklärung (BZgA) (Hrsg) (1974) Sexualkunde-Atlas. Opladen
Bundeszentrale für gesundheitliche Aufklärung (BZgA) (Hrsg) (1997) Forum Sexualaufklärung I/2. Köln
Bundeszentrale für gesundheitliche Aufklärung (BZgA) (Hrsg) (2010) Handlungsorientierte Methoden für die AIDS- und Sexualaufklärung mit geschlossenen Gruppen. Köln
Bundeszentrale für gesundheitliche Aufklärung (BZgA) (Hrsg) (2011) Standards für die Sexualaufklärung in Europa. Köln
Burian-Langegger B (Hrsg) (2005) Doktorspiele. Wien
Drenckhahn D (Hrsg) (2003) Benninghoff – Drenckhahn – Anatomie, Bd. 1, 16. Aufl. München
Drews U (2006) Taschenatlas der Embryologie, 2. Aufl. Stuttgart
Ecclesia Catholica (Hrsg) (1993) Katechismus der katholischen Kirche. München
Eibl-Eibesfeldt I (1976) Menschenforschung auf neuen Wegen. Wien
Eschenhagen D, Kattmann U, Rodi D (Hrsg) (1993) Handbuch des Biologieunterrichts, Bd. 5: Sexualität Fortpflanzung Entwicklung. Köln
Etschenberg K (Hrsg) (1986) Sexualität und Partnerschaft. Unterricht Biologie 10(119)
Etschenberg K (1994) Mann oder Frau? Unterrichtsanregung für die Sekundarstufe II. Sexualität und Gesundheit. Unterricht Biologie 18(191):47–51
Etschenberg K (1998) Aufklärung über den „kleinen Unterschied". Pädagogik 50(4):20–23

Etschenberg K (2016) Sexualbildung. In: Gropengießer H, Harms U, Kattmann U (Hrsg) Fachdidaktik Biologie, 10. Aufl. Hallbergmoos, S 157–168

Etschenberg K (2017) Proaktiv sexualisierende Sexualerziehung – cui bono? www.k-etschenberg.de/Sexualerziehung

Euler HA, Hoier S (2008) Die evolutionäre Psychologie von Anlage und Umwelt. In: Neyer FJ, Spinath FM (Hrsg) Anlage und Umwelt. Stuttgart

Förster FW (1917) Sexualethik und Sexualpädagogik, 4. Aufl. Kempten

Halbfas H (2010) Religionsbuch für das dritte Schuljahr. München

Hassenstein B (2006) Verhaltensbiologie des Kindes, 6. Aufl. Münster

Herrath F, Sielert U (1991) Lisa und Jan – Ein Aufklärungsbuch für Kinder und ihre Eltern. Weinheim

Herrath F (2009) Freundliche Begleitung. In: Schmidt RB et al. (Hrsg) Vielfalt wagen. Festschrift für Uwe Sielert. https://www.isp-dortmund.de/downloadfiles/Frank%20Herrath%20-%20Beitrag%20Festschrift%20Uwe%20Sielert%20 2009_1260308349.pdf. Berlin

Hirschfeld M (1930) Geschlechtskunde, Bd. 1–5. Stuttgart

Keil A (2013) Die Lust auf Leben und Berührung hat viele Höhepunkte! Fachtagung „Heimlich, still und leise? Umgang mit Sexualität in der Altenpflege". pro familia Landesverband Nds. e. V., Hannover. www.gesundheit-nds.de. Zugegriffen: 16. Jan. 2018

Kentler H (1975) Eltern lernen Sexualerziehung. Reinbek

Kinsey A et al. (1954) Das sexuelle Verhalten der Frau. Berlin

Kinsey A et al. (1955) Das sexuelle Verhalten des Mannes. Berlin

Kleinschmidt L, Martin B, Seibel A (1994) lieben kuscheln schmusen, 2. Aufl. pro familia NRW, Münster

Kluge N (1984) Handbuch der Sexualpädagogik, Bd. 1, 2. Düsseldorf

Kluge N (2008) Der Mensch – ein Sexualwesen von Anfang an. In: Schmidt RB, Sielert U (Hrsg) Handbuch Sexualpädagogik und sexuelle Bildung. Weinheim, S 69–77

Knußmann R (1996) Vergleichende Biologie des Menschen, 2. Aufl. Stuttgart

Martin B (2015) Sexperten unterwegs. Sozialmagazin 40(1–2):60–65

McBride W, Fleischhauer-Hardt H, Kentler H (1974) Zeig mal! Wuppertal

McBride W, Herrath F, Sielert U (1988) Zeig mal mehr! Wuppertal

Medicus G (2015) Was uns Menschen verbindet. Humanethologische Angebote zur Verständigung zwischen Leib- und Seelenwissenschaften, 3. Aufl. Berlin

Müller A (2016) Analyse der aktuellen Kritik an der Sexualpädagogik 2016. http://gsp-ev.de/wp-content/uploads/2016/04/Thesis.pdf

Offit A (1979) Das sexuelle Ich. Stuttgart

Papst Paul VI (1968) Enzyklika Humanae Vitae

Philipps IM (o. J.a) Körper, Liebe, Doktorspiele. 1.–3. Lebensjahr. BZgA, Köln

Philipps IM (o. J.b) Körper, Liebe, Doktorspiele. 4.–6. Lebensjahr. BZgA, Köln

Plomin R, DeFries, JC, McClearn GE, Rutter M (1999) Lehrbuch – Gene, Umwelt und Verhalten. Bern

Pro familia e. V. (Hrsg) (2016) Magazin – Glossar „Sexueller Missbrauch" 44(4):37

Richter L (ca. 1880) Schillers Lied von der Glocke in Bildern (Loseblattsammlung ohne Nummerierung), Dresden

Schmidt RB, Sielert U (Hrsg) (2008) Handbuch Sexualpädagogik und sexuelle Bildung. Weinheim

Schneider K, Schmalt HD (2000) Motivation, 3. Aufl. Stuttgart

Seelmann K (1968) Woher kommen die kleinen Buben und Mädchen? 14. Aufl. München

Sielert U (1993a) Sexualpädagogische Materialien für die Jugendarbeit in Freizeit und Schule. Weinheim

Sielert U (1993b) Sexualpädagogik, 2. Aufl. Weinheim

Sielert U (2004) Sexualpädagogik weiterdenken: Von der antiautoritären Herausforderung zur Dekonstruktion postmoderner Sexualkultur. http://www.ajs-bw.de/media/files/ajs-info/ausgaben_altbis05/sielert.pdf. Zugegriffen: 12. Jan. 2018

Sielert U (2005) Einführung in die Sexualpädagogik. Weinheim

Sielert U (2015) Einführung in die Sexualpädagogik, 2. Aufl. Weinheim

Tuider E, Müller M, Timmermanns S, Bruns-Bachmann P, Koppermann C (2012) Sexualpädagogik der Vielfalt, 2. Aufl. Weinheim

Voigt M (2014) Aufklärung oder Anleitung zum Sex? FAZ Nr. 246, 23.10.2014, S 6

Wanzeck-Sielert C (2012) Der Mißbrauchsdiskurs und seine Auswirkungen auf Sexualität und Sexualerziehung, BZgA (Hrsg). https://www.forum.sexualaufklaerung.de/index.php?docid=334. Zugegriffen: 1. Jan. 2018

Wanzeck-Sielert, C (2008) Sexualität im Kindesalter. In: Schmidt RB, Sielert U (Hrsg) Handbuch Sexualpädagogik und sexuelle Bildung. Weinheim, S 363–370

Wickler W, Seibt U (1998) Männlich – Weiblich – Ein Naturgesetz und seine Folgen. Heidelberg

Zankl H (1999) Phänomen Sexualität. Vom „kleinen" Unterschied der Geschlechter. Darmstadt

4

Sex in der Kita – was wissen wir über Kinder„sexualität" und welche Folgerungen sind daraus zu ziehen?

4.1 Braucht man Sexualpädagogik bzw. Sexualerziehung in der Kita?

Sexualerziehung beginnt im Säuglingsalter

Spätestens seitdem fast alle Kinder im Vorschulalter in Kitas untergebracht werden sollen und können, ist die Frage nach Sexualerziehung bei Kleinkindern ein wichtiges Thema, das inzwischen zu heftigen Debatten geführt hat. Vor einigen Jahren noch hat man sich um die Sexualerziehung von Kleinkindern öffentlich kaum gekümmert und es ganz dem Elternhaus und der Intuition von ErzieherInnen in Kindergärten überlassen, wie sie mit kindlich sexuellen Äußerungen von Mädchen und Jungen umgegangen sind und welche Beratungsliteratur sie dabei benutzt haben.

> **Frage**
> Warum ist das Interesse an Sexualerziehung von Kleinkindern größer geworden?

Durch die wachsende Beteiligung von Kitas an Betreuung und Erziehung von Kleinkindern wird das Thema Sexualerziehung im Vorschulalter immer interessanter und gewinnt allmählich den gleichen Stellenwert wie schulische Sexualerziehung. Eltern befürchten – zu Recht! –, dass durch das sexualpädagogische Konzept einer Kita ihr eigenes Konzept, ihr eigenes „Programm" für die geschlechtliche Entwicklung ihres Kindes gestört oder sogar torpediert werden könnte. Diese Befürchtung haben sowohl Eltern, die einen offenen, vielleicht auch proaktiv „ungenierten" Umgang mit Sexualität befürworten und keinerlei Einengung durch die Kita gutheißen, als auch Eltern, die einen eher zurückhaltenden Umgang mit Sexualität in der Kita wünschen und die anders ausgerichtete und vor allem sexualisierende Impulse seitens der Kita als inakzeptable Einmischung ablehnen.

Hinzu kommt, dass Kinder heutzutage – zu Hause oder unabhängig vom Elternhaus – von klein auf in einer „sexualisierten" und „sexualisierenden" Um- und Medienwelt (Werbung, TV-Programm, Internet) aufwachsen mit Bildern und Botschaften, die sie nicht verstehen und auch nicht verstehen können. Unbewusst wird dadurch ihr eigenes Verhalten schon in der Kita beeinflusst, auf das Erzieher und Erzieherinnen reflektiert und verantwortungsbewusst reagieren müssen.

Fakt ist: Von Geburt an werden Kinder in ihrer Beziehung zum eigenen männlichen oder weiblichen oder in seltenen Fällen auch intersexuellen Körper und in ihrer Geschlechtlichkeit beeinflusst. Sie erfahren durch den Umgang der Erwachsenen mit ihrem Körper (z. B. beim Stillen, bei Pflegemaßnahmen oder beim Kuscheln), durch geschlechtsbezogene Impulse (z. B. Spiel(zeug)angebote) und Reaktionen auf ihr Verhalten (z. B. bei Selbststimulation, bei der Erkundung anderer Körper oder bei Rollenspielen), aber auch durch deren alltägliches Vorbildverhalten als männlicher oder weiblicher Mensch, was es mit der Geschlechtlichkeit auf sich hat.

Vor diesem Hintergrund ist es nahezu zwingend erforderlich, dass professionell an Erziehung Beteiligte nach einem für Eltern transparenten und fachlich gut begründeten Konzept vorgehen. Ein Balanceakt ist zu leisten, wenn die Kita nicht ausdrücklich vom Träger bzw. von einer Vereinssatzung her einer klar definierten sexualpädagogischen Richtung zuzuordnen ist, was die Erwartungshaltung der Eltern kanalisiert. Dass dieser Balanceakt insbesondere bei der wachsenden Anzahl von Kindern mit unterschiedlichem kulturellem Hintergrund nicht einfach ist, braucht wohl nicht näher begründet zu werden.

4.2 Wie sexuell ist das „Sexualverhalten" von Kindern?

Beobachtungen einerseits, Interpretationen andererseits

Eltern und ErzieherInnen beobachten (keiner weiß, ob es alle oder viele oder die meisten oder einige oder wenige Eltern und ErzieherInnen sind): Kleine Jungen können Erektionen bekommen und spielen manchmal an ihrem Penis; kleine Mädchen rutschen gerne mal auf der Sessellehne rum und verhindern „lustvoll" das Leeren ihrer gefüllten Harnblase. Sie berühren mitunter auch gezielt ihre Klitoris. Jungen und Mädchen interessieren sich für die meist bedeckten Geschlechtsorgane einschließlich After (Anus) ihrer erwachsenen Bezugspersonen, interessieren sich auch für die Geschlechtsorgane und den After (das Poloch) Gleichaltriger und inszenieren „Doktorspiele", um ihr Interesse zu legitimieren. Sie lieben es, sich zu verkleiden, und wählen dabei auch gerne mal die Accessoires des jeweils anderen Geschlechts. Manchmal spielen sie auch Vater und Mutter und ahmen Körperhaltung und Bewegung beim Koitus nach. Jungen und Mädchen kuscheln gern und mögen es, gestreichelt und massiert zu werden. Jungen und Mädchen verlieben sich in Gleichaltrige oder in Erwachsene des eigenen und anderen Geschlechts usw. usw. – das sind doch fraglos Verhaltensweisen, die mit ihrer „Sexualität"/Geschlechtlichkeit zusammenhängen, die man also mit Fug und Recht als Sexualverhalten bezeichnen kann, oder?

> **Frage**
> Woher stammt das Wissen über kindliches „Sexualverhalten"?

Viele Erwachsene interpretieren das jedenfalls so, aber interpretieren sie das richtig? Woher stammt ihr Wissen, das sie zur Interpretation von kindlichem „Sexualverhalten" einsetzen? Und – wichtigste weiterführende Frage – welche Konsequenzen können aus diesen Beobachtungen und Interpretationen für die Sexualerziehung zu Hause und vor allem in der Kita gezogen werden? Welchen wissenschaftlich fundierten Begründungszusammenhang gibt es zwischen den Beobachtungen und den praktischen Konsequenzen?

4.3 Wie verbreitet sind „sexuelle" Verhaltensweisen bei Kindern?

Statistische Daten belegen die „Normalität"

Es gibt mehrere empirische Studien (vorwiegend aus dem Ausland, vgl. Schuhrke 2005), die Beobachtungen/Befragungen von Eltern darstellen zu der Frage, welche „sexuellen" Aktivitäten sie wie oft bei einem Kleinkind beobachtet haben. Abgefragt wurden Verhaltensweisen, wie „Touches sex parts at home" (Berührt Genitalien zu Hause), „Touches breasts" (Berührt Brüste), „Masturbates with hand" (Masturbiert mit der Hand), „Pretends to be opposite sex" (Gibt vor, dem anderen Geschlecht anzugehören) u. a. m. (z. B. Friedrich et al. 2000, zitiert bei Schuhrke 2005, S. 42).

Eine deutschsprachige Übersichtstabelle ist von Schuhrke zusammengestellt worden (Abb. 4.1). Der hier erwähnte CSBI-Fragebogen (Compulsive Sexual Behavior Inventory) ist entwickelt worden, um „normale sexuelle" Äußerungen von Kindern mit denen von Kindern vergleichen zu können, die angeblich oder nachweislich sexuell missbraucht wurden.

Die einzig legitime Konsequenz, die man aus einer solchen Tabelle ziehen kann, ist die, dass man sich nicht aufregt, wenn Kinder solche Verhaltensweisen zeigen, solange nicht bestimmte Kriterien erfüllt sind, die auf eine mögliche Missbrauchserfahrung schließen lassen (Johnson und Friend 1995, zitiert bei Volbert 2005). Besorgniserregend sind sie, wenn sie dem Erwachsenen ungewöhnlich erscheinen, wenn sie besonders auffallen, besonders häufig auftreten, andere Kinder belästigen, Erwachsene sexuell bedrängen u. a. m. Der angemessene pädagogische Umgang damit setzt voraus, dass man sich darauf einigen könnte, was „normal" und „besonders"

Sexuelle Verhaltensweisen vor dem Schulalter ermittelt mit CSBI
(Median Ränge über Studien, häufigstes Verhalten Rang 1; vgl. Schuhrke 2015)

Verhalten	Rang	(Forts.) Verhalten	Rang
Berührt Geschlechtsteile zu Hause	1	Zungenküsse	14
Berührt Brüste	2	Möchte zum anderen Geschlecht gehören	14.5
Spielt mit Spielsachen des anderen Geschlechts	2.5	Reibt seinen Körper an anderen	15
Versucht anderen beim Ausziehen zuzuschauen	4	Benutzt sexuelle Begriffe	16
Interesse am anderen Geschlecht	4	Zieht andere Personen aus	16
Masturbiert mit der Hand	6	Masturbiert mit einem Gegenstand	16
Zeigt Geschlechtsteile vor Erwachs.	7	Spricht über sexuelle Handlungen	18
Berührt Geschlechtsteile anderer	8	Führt Objekte in Vagina/Anus ein	20
Gibt vor zum anderen Geschlecht zu gehören	9	Macht sexuelle Laute	21.5
Zeigt Geschlechtsteile Kindern	10	Ahmt sexuelles Verhalten mit Puppen nach	21.5
Umarmt fremde Erwachs.	11	Fordert andere zur Beteiligung an sexuellen Handlungen auf	22
Spricht flirtend	12.5		
Schaut Bilder mit Nackten an	13	Will explizites Fernsehen sehen	24.5

Abb. 4.1 Übersichtstabelle zu „sexuellen Verhaltensweisen" von Kindern im Vorschulalter. (Schuhrke 2016, S. 27, mit freundlicher Genehmigung)

heißt. Zur Beantwortung dieser Frage sind Beobachtungen an Kindern sicherlich hilfreich, wenn sie unter alltäglichen Bedingungen von unvoreingenommenen Erwachsenen unter Anwendung eines wissenschaftlich wohl begründeten Kriterienkataloges protokolliert werden. Aber wenn man bedenkt, dass die zitierten Studien alle vor vielen Jahren gemacht wurden, dann fragt man sich, wie sie wohl heute ausfallen würden, nachdem sich in der realen sozialen und medial zugänglichen Umwelt von Kindern bezüglich Sexualität vieles verändert hat und auffälliges Simulieren von Geschlechtsverkehr z. B. nicht nur ein Hinweis auf Missbrauchserfahrungen, sondern auch auf das „Mitbekommen" von Sexszenen im häuslichen Schlafzimmer oder im Fernsehen bzw. Internet sein kann.

> **Frage**
> Helfen solche Statistiken bei Entscheidungen zur Sexualerziehung?

Außerdem gerät man ins Grübeln, wenn man sich die einzelnen Items näher anschaut: Ist es ein Zeichen „sexueller" Aktivität, wenn ein Kleinkind nach der weiblichen Brust greift, die ihm lange Zeit Nahrung und kuscheligen Körperkontakt verheißen hat und nach der zu greifen ihm regelrecht antrainiert worden ist? Und was bedeutet es, wenn Kinder „sexuelle Begriffe" benutzen, wie Wichser, schwule Sau, Motherfucker, Hurensohn, Fotze, Bitch, Nutte oder Transe, deren sexuelle Bedeutung sie in den meisten Fällen nicht kennen? Und wenn ein Kind „zum anderen Geschlecht" gehören möchte, kann das natürlich durchaus ein Hinweis auf eine ernst zu nehmende Identitätsunsicherheit im sexuellen Sinne sein, kann aber auch Ausdruck von aufgestautem Ärger über bestimmte häusliche Verhaltensregeln für Jungen und Mädchen oder von schierem flüchtigem Spaß am Verkleiden sein.

Und wie groß ist die Bandbreite bei der Beobachtung „Berührt Geschlechtsteile zu Hause" oder „Masturbiert mit der Hand"? Nimmt überhaupt jeder Erwachsene solche Verhaltensweisen wahr und stuft sie dann auch als „sexuell" ein? Hantiert ein Kind in seinem Höschen, dann „übersehen" Erwachsene, denen das peinlich ist, diese möglicherweise „sexuelle" Äußerung, andere sehen es, sagen sich „Das Kind juckt sich" und fragen evtl. nach der Ursache; andere wiederum stellen fest, dass das Kind „masturbiert". Bei der Verwendung dieses Begriffes wäre noch zu unterscheiden, ob man ihn anwendet, wenn das Kind seine Genitalien spielerisch beiläufig stimuliert, sich leicht ablenken lässt und sich anderen „Spielen" zuwendet oder ob es sie zielgerichtet so lange reizt, bis es eine Art Orgasmus erlebt. Von entscheidender Bedeutung ist: Eltern mit permissiver Einstellung zur kindlichen Sexualität gaben in Studien signifikant häufiger an, „sexuelle" Aktivitäten beobachtet zu haben, als andere Eltern – „schließlich verweist dies darauf, dass die Wahrnehmungen nicht ganz unabhängig von Einstellungen zu sehen sind" (Kluge 2008, S. 76).

Zu bedenken ist die Möglichkeit: Eltern und auch Erzieher und Erzieherinnen sehen oft das, was sie sehen wollen oder erwarten („Pygmalioneffekt"[1], Schiefele 1978, S. 359), und interpretieren das, was sie sehen, auch so, wie sie es interpretieren wollen oder können oder wozu sie vor dem Hintergrund ihrer „Weltanschauung", ihrer Ausbildung oder einer ihnen bekannten und akzeptierten Fragestellung einer Studie zur Kindersexualität zu interpretieren motiviert sind.

Eine Entscheidungshilfe zu der Frage, ob es sinnvoll ist, solche Verhaltensweisen zu Hause oder in der Kita gezielt zu fördern oder zu bremsen, geben solche Studien und Tabellen jedenfalls nicht her. Denn offenbar ist es ja auch statistisch „normal", wenn Kinder solche Verhaltensweisen – egal wie man sie nennt – nicht zeigen, und sie sagen nichts darüber aus, ob die eine oder andere Variante irgendwelche positiven oder negativen Folgen für ein Kind hat.

Das aber wäre eine Entscheidungsgrundlage für erzieherische Aktivitäten.

4.4 Woher stammen die gängigen Interpretationsmuster zur kindlichen „Sexualität"?

Sigmund Freud gab „sexuellen" Entwicklungsphasen Namen

4.4.1 Das methodische Problem

Die beste Möglichkeit, das Verhalten der Kinder angemessen zu deuten, wären eine vorbehaltlose Beobachtung und Befragung. Letztere aber ist nicht möglich. Einerseits fehlen Kleinkindern grundsätzlich die Worte, um auf solche Fragen zu antworten, andererseits fehlen ihnen die hormonellen und lebensgeschichtlichen Voraussetzungen, um das Adjektiv „sexuell" im Sinne pubertärer oder adulter Sexualität oder irgendwie anders verwenden zu können. So

---

[1] Pygmalion ist eine antike mythische Figur, ein Frauenfeind, der sich in eine von ihm geschaffene weibliche Statue verliebt und diese durch seine Erwartungen zum Leben erweckt (Wikipedia, zugegriffen: 31.08.2018).

bleibt nur die Interpretation durch Erwachsene entweder bei der Beobachtung eines Kindes oder im Nachhinein bei der Erinnerung an eigenes Verhalten in der Kindheit, wobei die Unfähigkeit, frühestkindliche Erfahrungen zu erinnern, bedacht werden muss (vgl. Quindeau 2012, S. 26/27).

Die beobachtungsbasierten Interpretationen sind vergleichbar den Ergebnissen von Ethologen (Verhaltensforschern), die Tiere beobachten, ihr beobachtbares Verhalten zu deuten und es dann mit anthropomorphen Begriffen (wie Freude, Fürsorge, Freundschaft, Treue usw.) zu beschreiben versuchen, obgleich das wissenschaftlich nicht zulässig ist. Der Mensch weiß nicht, was ein Hund oder ein Pferd oder ein Elefant fühlt, und der Erwachsene weiß nicht, was ein Kind fühlt, auch wenn sein beobachtbares Verhalten dem eines Erwachsenen ähnelt, dessen physisch-psychische Grundlagen aber noch nicht entwickelt und ausgereift, sondern nur angelegt sind.

Spricht man Kinder auf ihre Empfindungen an, antworten sie entweder gar nicht oder „Das macht Spaß" oder „Das kribbelt so schön". So ähnlich antworten sie aber auch, wenn sie am Daumen lutschen oder in der Nase bohren. Und lieben bis zum Wunsch nach innigem und ewigem Zusammensein können sie nicht nur das gleich- oder andersgeschlechtliche Elternteil, ein gleichaltriges Kind des gleichen oder anderen Geschlechts, sondern auch ihre Puppe oder ihren Hund.

> **Frage**
> Wie wird infantilsexuelles Verhalten verstärkt?

Aber: Die Erfahrung, dass das Berühren der Geschlechtsorgane immer wieder gut tut und auch irgendwie kribbeliger ist als das Bohren in der Nase und beliebig reproduzierbar ist und dass die Liebe zu einem gleich- oder andersgeschlechtlichen Menschen etwas anderes ist als zu einem Tier oder einer Puppe, verstärkt im förderlichen Sinne natürlich das diesbezügliche Verhalten im Laufe der Jahre und mündet schließlich – unterstützt von hormonellen Umstellungen und Erfahrungen – im pubertären und adulten Sexualverhalten. Verstärkend wirken auch Reaktionen von Erwachsenen, die sich beim Herumrutschen auf der Sesselkante eines kleinen Mädchens bedeutungsvolle Blicke zuwerfen oder ein verständnisvolles Lächeln nicht unterdrücken können. Ungewiss ist die ungewollt verstärkende Wirkung jedweder unterdrückender oder verärgerter Reaktion von Erwachsenen, wenn die eigentliche Absicht verfehlt wird, die Wiederholung der Handlung zu verhindern. Das Kind wird gegebenenfalls motiviert, bestimmte Handlungen in Zukunft zu „verheimlichen" und diese Heimlichkeit als zusätzlichen Anreiz für diese Handlungen zu erleben.

4.4.2 Sigmund Freud entdeckte Phasen

Der Neurologe und Psychiater Sigmund Freud (1856–1939) stellte eine Theorie zur infantilen Sexualität auf, die ihren Niederschlag fand in der zweiten von *Drei Abhandlungen zur Sexualtheorie* mit dem Titel „Die infantile Sexualität" (1920, Erstveröffentlichung 1905).

Seine fundamentale Erkenntnis besagt, dass ein Mensch von Geburt an ein sexuelles Wesen ist mit vielfältigen Quellen für die Gewinnung von Lust mithilfe seines Körpers. Diese erschließen sich ihm nach und nach und behalten im Laufe des Lebens unterschiedlich starke Bedeutung für das Sexualleben. Freud gibt der damals vorherrschenden Meinung, Sexualität habe ausschließlich etwas mit den Genitalien bzw. mit dem Geschlechtsverkehr zu tun und Kindersexualität sei nur ein abgeschwächte, aber keineswegs andersartige Form von Erwachsenensexualität, eine Absage. Bei Freud handelt es sich um eine „heterologe" Sichtweise auf infantile Sexualität, deren Vertreter „auf der Besonderheit und auf der strukturellen wie qualitativen Unterschiedlichkeit der infantilen Sexualität" im Vergleich zur Erwachsenensexualität bestehen (Schmidt 2012, S. 62).

Freud gliedert die psychosexuelle Entwicklung des Kindes (hier verkürzt dargestellt) in eine orale, anale und eine phallisch-genitale Phase, da sich das Interesse von Kindern und ihre grundsätzlich auf Lustgewinn gerichteten Aktivitäten nacheinander auf Mund, Anus und Geschlechtsorgane richten.

> **Frage**
> Ist die Freudsche Phaseneinteilung plausibel?

Dass sich das Interesse eines Kleinkindes nacheinander auf Mund, Anus und Genitalien konzentriert, ist leicht zu verstehen.

- Der Mund spielt beim Stillen die zentrale Rolle für die Befriedigung von Hunger und Durst und für das Bedürfnis nach Zuwendung und körperlicher Nähe. Die Freude am Lutschen und Saugen bleibt in unterschiedlicher Stärke erhalten.
- Der After oder Anus wird interessant, wenn das Kind sich seiner Ausscheidungen aus dem Darm bewusst wird und es merkt, dass es Macht über seinen Körper gewinnt und dabei auch Macht gegenüber den Bezugspersonen ausüben kann. Da es leider diese wichtige Stelle am Körper, die ihm auch körperliche Lustgefühle beschert, nicht sehen kann und

sie ihm auch bei anderen Menschen in der Regel verborgen bleibt, wächst die Neugier und wird sich – wenn nicht anders befriedigt – irgendwann in einem „Doktorspiel" Befriedigung verschaffen. Diese Art Doktorspiel wird überflüssig, wenn ein Kind von seinen Eltern oder anderen Bezugspersonen vernünftig, eindeutig, kindgemäß und anschaulich über die Funktion von Darm und After und den anderen meist bedeckten Körperteilen „zwischen den Beinen" aufgeklärt wird.

- Im nächsten Schritt realisiert ein Kind in zunehmendem Maße, dass es zwei „Sorten" von Menschen gibt, die sich körperlich voneinander unterscheiden, unterschiedliche Kleidung tragen und in der Öffentlichkeit unterschiedliche Toiletten benutzen. Sein Interesse wird dabei selbstverständlich auf die unterschiedlichen Körperteile von Jungen und Mädchen, Frauen und Männern gelenkt. An denen erkennt es, zu welcher Sorte Mensch es selbst gehört. Die äußeren Geschlechtsorgane können sowohl optisch untersucht als auch leicht manipuliert werden (phallisch-genitale Phase). Die Lustgefühle, die ein Kind schon vom Säuglingsalter an bei der Berührung der Geschlechtsorgane verspürt, motivieren verstärkt zur Wiederholung und können dann ab der Pubertät häufig in eine auf den Orgasmus abzielende Masturbation münden. In einem weiteren Schritt ahmen manche Kinder Erwachsene beim Zusammenführen der Genitalien, also beim Koitus nach, sobald sie über den Geschlechtsverkehr aufgeklärt sind oder diesen real bzw. in Medien gesehen haben.

Freud beschrieb auch die sogenannte ödipale Phase bzw. den Ödipuskonflikt als wichtigen Entwicklungsschritt (Ödipus ist ein Mann aus der griechischen Mythologie, der unwissentlich seine eigene Mutter heiratet und den leiblichen Vater umbringt): Das Kind zeigt starke Zuneigung zum andersgeschlechtlichen Elternteil und hegt sogar Fantasien, den gleichgeschlechtlichen Rivalen oder die Rivalin zu verdrängen. Da es dem Kind unmöglich ist, diesen Wunsch umzusetzen, muss es sich arrangieren. Dies trägt nach der Überzeugung Freuds wesentlich zur Identitätsfindung und Persönlichkeitsbildung bei.

Diese „sexuelle" Entwicklung ist Teil eines komplexen physisch-psychischen Reifungsprozesses, der viele Facetten hat – der Lustgewinn durch Mund, After und Genitalien ist nur eine davon. Dieser aber hat nach der Theorie Freuds für viele andere, vordergründig nicht sexuelle, im weiteren Leben relevante psychische Merkmale eines Menschen mitbestimmende Bedeutung (z. B. werden Essstörungen in Zusammenhang gesehen mit der oralen und Geiz mit der analen Phase).

Aber wird man der vielschichtigen geschlechtlichen Entwicklung eines Jungen oder Mädchens gerecht, wenn man deren Phasen drei erogenen Körperteilen zuordnet (vgl. Wanzeck-Sielert 2012)? Und ist es legitim, aus der Tatsache, dass diese drei Körperteile im späteren Sexualleben eine besondere Rolle spielen werden, zu schließen, dass das natürliche Interesse des Kindes an diesen drei Körperteilen Ausdruck ihrer „Sexualität" ist und dass es dadurch „Sexualverhalten" zeigt?

Die jeweilige Quelle der Lust und des Interesses wird zweifellos im Sexualleben später je nach Erfahrung und Vorliebe ihre spezifisch sexuelle Bedeutung bekommen, aber was ist aus dieser Phaseneinteilung für die konkrete Sexualerziehung von Kindern zu schließen?

Ein grundsätzliches (methodisches) Problem ist: Freud befragte Erwachsene mit therapiebedürftigen sexuellen Problemen in einer Zeit, in der das Thema Sexualität und insbesondere kindliche und weibliche Sexualität weitgehend tabuisiert waren und es medial keine „Sexualaufklärung" einerseits oder sexualisierende Impulse für Kinder und Jugendliche andererseits gab. Er kam zu dem Ergebnis, dass es von fundamentaler Bedeutung für das Sexualleben Erwachsener ist, wie mit dem kindlichen Bedürfnis nach Lust, seinen entwicklungsbedingten Möglichkeiten des Lustgewinns und der Lösung des „Ödipuskonfliktes" umgegangen wird. Mit dieser Aussage hat er zweifellos recht, nur hat Freud sich selbst nie dazu geäußert, wie er sich eine optimale Sexualerziehung auf der Basis seines Phasenmodells vorstellt. Dieses Phasenmodell wird aber derzeit als theoretische Grundlage sexualpädagogischer Konzepte für Familie und Kita bevorzugt zitiert (vgl. Wanzeck-Sielert 2008).

4.4.3 Alternative Sichtweisen

Für Eltern und andere pädagogisch Verantwortliche in der Sexualerziehung ist die theoretisch wissenschaftliche Sicht von Sexualität, die den *Standards für die Sexualaufklärung in Europa* (BZgA 2011) zugrunde liegt, von besonderem Interesse. Schließlich beansprucht diese Veröffentlichung, „praktische Hilfestellung zur Ausarbeitung geeigneter Lehrpläne" zu liefern.

Frage
Was stört an fremdsprachiger Literatur zum Thema Kinder„sexualität"?

Diese Standards wurden von einer 19-köpfigen Expertengruppe aus neun westeuropäischen Ländern unter Mitwirkung der Abteilung Sexualaufklärung und Familienplanung der BZgA für Kinder und Jugendliche von 0 bis über 15 Jahren zusammengestellt. Somit sollen sie wohl auch für Lehrpläne in der Kita und nicht nur für die ausdrücklich erwähnte Schule Orientierungshilfen geben (BZgA 2011, S. 7). Außer deskriptiven Texten zur psychosexuellen Entwicklung von Kindern (S. 25 ff.) gibt es eine umfangreiche Liste mit vielen Autoren unter der Überschrift „Wissenschaftliche Literatur zur psychosexuellen Entwicklung von Kindern" (S. 58). Frustrierend für interessierte deutsche Leserinnen und Leser ist, dass von den 58 Veröffentlichungen nur 16 in deutscher, aber 17 in niederländischer und die anderen in englischer oder französischer Sprache sind, sodass es fast unmöglich ist, sich ein Bild davon zu machen, welche Sicht von Kindersexualität diesem Werk zugrunde liegt. Erst bei intensiverer Beschäftigung mit den aufgeführten Autoren versteht man, dass J. Bancroft (zweimal in der Liste mit Büchern in englischer Sprache) von Gunter Schmidt, einem deutschen Sexualwissenschaftler, als jemand eingestuft wird, der eine grundsätzlich andere Sicht auf Kindersexualität hat als S. Freud, nämlich eine „homologe": „Die Vertreter des homologen Modells betonen strukturelle Ähnlichkeiten von Kinder- und Erwachsenensexualität, sehen vor allem quantitative Unterschiede" und „interessieren sich für die erwachsenentypischen, para-adulten Formen kindlicher Sexualität als Vorformen späterer Sexualität..." (Schmidt 2012). Das ist eigentlich unvereinbar mit der Aussage in den „Standards": „Wenn es um das Sexualverhalten von Kindern und Jugendlichen geht, muss man sich bewusst sein, dass sich kindliche Sexualität grundlegend von der Sexualität Erwachsener unterscheidet ..." (BZgA 2011, S. 25). Diese Äußerung passt eher zur „heterologen" Sichtweise von Freud. Außerdem fällt auf, dass der in der Liste mehrfach erwähnte Theo Sandfort 1986 in Deutschland ein Buch mit dem Titel *Pädophile Erlebnisse* veröffentlicht hat und in den Niederlanden zu den Sexualwissenschaftlern gehört, die einvernehmlichen Sex mit Kindern befürworten (Bebnowski et al. 2013). Seine im Literaturverzeichnis aufgeführten Beiträge in den „Standards" sind in niederländischer Sprache verfasst.

Ich möchte bezweifeln, dass es Eltern und deutschen Pädagogen in Kita und Schule und deutschen Bildungspolitikern zuzumuten ist zu durchschauen, welches „wissenschaftliche" Konzept von Kindersexualität den „Standards" von den beteiligten Sexualpädagogen zugrunde gelegt wurde und ob dieses vereinbar ist mit dem sonst in der Sexualpädagogik favorisierten „heterologen" Phasenmodell von Freud.

4.5 Welche Konsequenzen lassen sich aus den „infantilsexuellen" Entwicklungsphasen und anderen theoretischen Ansätzen herleiten?

Entwicklungsbedingtes infantilsexuelles Verhalten kann, muss aber nicht als förderbedürftig gedeutet werden

Immer wieder wird in aktuellen sexualpädagogischen Schriften in Anlehnung an Freud betont, dass die Sexualität des Kindes eine andere sei als die der Jugendlichen und Erwachsenen, aber warum verwendet die Sexualwissenschaft und vor allem die Sexualpädagogik dann nicht endlich einen anderen Begriff oder zumindest ein Adjektiv, das den Unterschied konsequent erkennbar macht? Warum wird z. B. das Adjektiv „präsexuell" oder „infantilsexuell" oder „kindlichsexuell" bzw. „infantil" nicht durchgängig für das Verhalten bzw. die Sexualität von Kindern verwendet? Dabei ist selbstverständlich mitzudenken, dass präsexuelles bzw. infantilsexuelles Verhalten gleitend in „sexuelles" Verhalten übergeht, wenn die physischen und geistigen Voraussetzungen dazu ab später Kindheit und Pubertät vorliegen. Dass dieser Übergang individuell sehr unterschiedlich ausfällt und dass er von Erwachsenen in der Regel kaum registriert oder gar eindeutig diagnostiziert werden kann, braucht wohl nicht betont zu werden; dies ist – bis auf wenige Fälle einer offenkundigen „Pubertas praecox" (=vorzeitige Geschlechtsreife) – ein intimer Prozess.

> **Frage**
> Ist es von Bedeutung, ob vom „Sexualverhalten" eines Kindes oder von seinem infantilsexuellen Verhalten gesprochen wird?

Zumindest bei Säugling und Kleinkind könnte man durch die konsequente Verwendung des Adjektivs „infantil"; „präsexuell" oder „infantilsexuell" oder „kindlichsexuell" deutlich machen, dass man es ernst meint mit der oben beispielhaft aus den „Standards" zitierten Betonung der Andersartigkeit infantiler Sexualität. Stattdessen werden nicht nur in der Literaturliste Vertreter anderer Sichtweisen vorgestellt, sondern im Text selbst immer wieder auch bei Kleinkindern von „Sexualverhalten", von „sexuellen Gefühlen", „sexueller Aktivität" und „sexuellen Spielen" (u. a. S. 26–28) gesprochen.

Damit wird beispielsweise das beiläufig spielerisch lustvolle Hin- und Herziehen eines Kissens zwischen den Beinen eines 5-jährigen Mädchens begrifflich auf die gleiche Stufe gestellt mit dem Masturbieren einer 18-Jährigen. Die Andersartigkeit wird sprachlich systematisch verschleiert. Relativierende Aussagen wie „Das Manipulieren der Genitalien, selbst wenn es zu Erregung und Orgasmus führt, ist beim Kind immer etwas anderes als die Masturbation des Erwachsenen…" (Schmidt 2012, S. 64), werden offenbar nicht wirklich ernst genommen.

Freud verwendet in seiner oben zitierten Abhandlung über kindliche Sexualität immer wieder das Adjektiv infantil, und es ist m. E. ein offenkundiger Unterschied bzw. kann sich dieser hinter der Wortwahl verbergen, ob oder wenn man vom „Sexualverhalten eines Kindes" oder vom „infantilen Sexualverhalten" oder vom „infantilsexuellem Verhalten" spricht.

Wirklich ernst genommen wird m. E. auch nicht die Freudsche Phaseneinteilung. Wenn ein Säugling in seiner oralen Phase ist und die anale und phallisch-genitale Phase einem natürlichen Entwicklungsprozess folgend erst später eintritt, dann ist es von der Theorie her mehr als fragwürdig, sein Interesse durch Stimulation der Geschlechtsorgane bei Pflegemaßnahmen auf die Genitalien zu lenken (siehe Philipps o. J., S. 27; Sielert 2005, S. 102).

In den „Standards" wird die Vorverlegung bestimmter Erfahrungen ausdrücklich empfohlen: „Die betreffenden Themen sollen nach Möglichkeit eingeführt werden, bevor das Kind die entsprechende Entwicklungsphase erreicht …" (BZgA 2011, S. 25). Das leuchtet beim Thema „Menstruation" sofort ein (S. 46), beim Thema „Entdeckung des eigenen Körpers und der eigenen Genitalien" und beim Thema „Doktorspiele" weiß man nicht so recht, wie man sich das bei 0- bis 4-Jährigen vorzustellen hat (S. 42).

Bei der offenkundigen Hochschätzung für Freuds Konzept von infantiler Sexualität sollte man vielleicht auch über seine „Warnung" diskutieren: „Wenn die Zärtlichkeit der Eltern zum Kinde es glücklich vermieden hat, den Sexualtrieb desselben vorzeitig, das heißt ehe die körperlichen Bedingungen der Pubertät gegeben sind, in solcher Stärke zu wecken, daß die seelische Erregung in unverkennbarer Weise zum Genitalsystem durchbricht, so kann sie ihre Aufgabe erfüllen, dieses Kind im Alter der Reife bei der Wahl des Sexualobjekts zu leiten" (Freud 1920, S. 62).

Der Gedanke, dass es für das Kind „gefährlich" werden kann, wenn es von Erwachsenen sexuell stimuliert wird, wird aus ganz anderer Perspektive von dem Biologen Bernhard Hassenstein aufgegriffen. Er sagt: „Kinder nicht sexuell stimulieren! Wollen die Eltern alles daransetzen, um ihre Kinder vor Fixierungen … zu bewahren, so besteht der einzige einigermaßen sichere

Weg darin, die Kinder weder absichtlich noch unabsichtlich sexuell zu stimulieren. ... Der Grund für diese Warnung ist – um es zu wiederholen – die Gefahr von erregungsbedingten Prägungen: Ein Erwachsener kann in derartigen Situationen niemals kontrollieren, welche Assoziationen das Kind mit dem sexuellen Erregtsein verknüpft" (Hassenstein 2006, S. 103). Solche Hinweise auf mögliche problematische (Langzeit-)Lernprozesse bei Säuglingen und Kleinkindern durch provozierte „sexuelle" Erregung findet man in der sexualpädagogischen Literatur nicht.

Zudem wird es der von Freud angenommenen Rolle der ödipalen Phase m. E. nicht gerecht, wenn man die „natürliche" biologische oder traditionell soziale Familie mit einem weiblichen und einem männlichen Elternteil/Erwachsenen in seiner Bedeutung für Identitätsfindung und Persönlichkeitsentwicklung aus der Diskussion über moderne Familienformen, in der das biologische Geschlecht der Eltern keine Rolle spielt, ausblendet und bevorzugt alternative Familienformen thematisiert bzw. favorisiert, wie es bei Lernangeboten nach dem Konzept einer „Sexualpädagogik der Vielfalt" (vgl. Tuider et al. 2012, z. B. S. 51) der Fall ist. Um an dieser Stelle nicht missverstanden zu werden: Hier geht es nur um die konsequente Bezugnahme auf die infantilsexuellen Entwicklungsstufen nach Freud, nicht um eine Bewertung alternativer Familienformen.

Man sollte darüber diskutieren dürfen, ob man die Freudsche Theorie entweder vollständig bzw. konsequent oder überhaupt nicht als wissenschaftliche Basis für den pädagogischen Umgang mit Kindersexualität im 21. Jahrhundert nutzt. Und wenn man sie nur ausschnittweise zur Begründung von sexualpädagogischen Konsequenzen nutzt, sollte die Ausblendung bestimmter Teilaspekte begründet werden. Eine – tendenziöse – Vermischung grundsätzlich unterschiedlicher Ansätze ohne Offenlegung der alternativen unterschiedlichen Basisannahmen kann als interessengeleiteter Eklektizismus gedeutet werden.

4.6 Welche Rolle kann eine wissenschaftlich fundierte Theorie zur Kindersexualität heute in der Sexualerziehung spielen?

Konsequenzen auf ungeklärter Basis

Kindersexualität nennt Gunter Schmidt einen „dunklen Kontinent" (Schmidt 2012, S. 60), von dem nur „Konturen" erkennbar sind. Man könnte zum Vergleich auch eine Landschaft im Nebel heranziehen (Abb. 4.2).

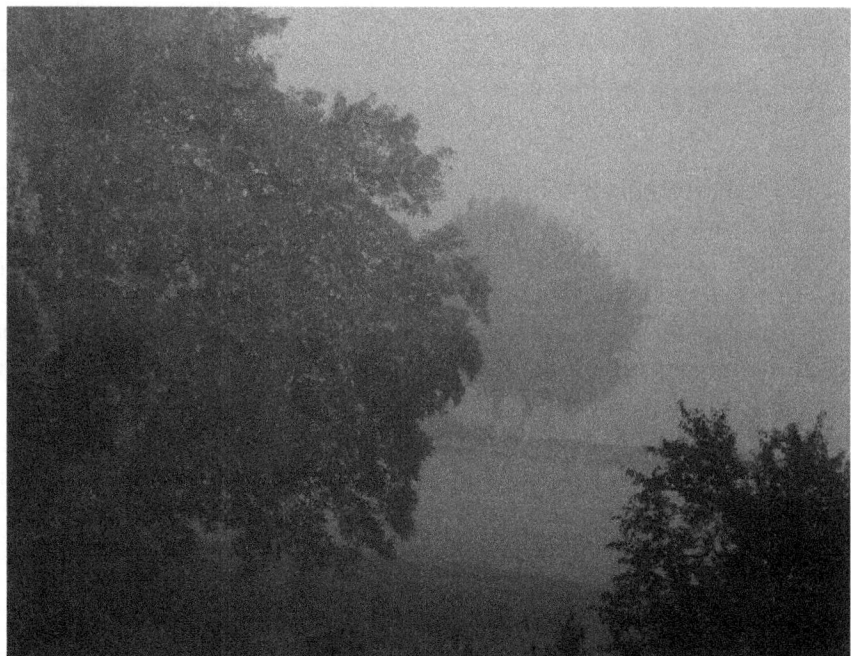

Abb. 4.2 Sexualerziehung bei Kleinkindern – eine Wanderung durch den Nebel. (Mit freundlicher Genehmigung von © K. Etschenberg 2019. All Rights Reserved)

Entsprechend schwierig ist es, ein überzeugendes Konzept für die Sexualerziehung im Kindesalter zu finden. Auch die Freudschen Phasen der infantilsexuellen Entwicklung können – genauso wie Tabellen zum beobachteten infantilsexuellen Verhalten (siehe Abb. 4.1) – in der sexualerzieherischen Praxis eigentlich nur dazu motivieren, Kinder in ihrer Entwicklung (sexual)freundlich zu begleiten und keinen Zwängen zu unterwerfen, die ihr entwicklungsbedingtes Interesse an bestimmten Körperregionen oder Aktivitäten unterdrücken oder zu einer frühkindlichen, möglicherweise auf Erwachsene geprägten Fixierung auf oralen, analen oder genitalen Lustgewinn führen.

Wäre dies das handlungsleitende Konzept für den Umgang mit infantilsexuellem Verhalten, wäre dem unwidersprochen zuzustimmen – leider mit einer Einschränkung: Wie soll man reagieren auf ein Verhalten, das offenkundig nicht der spontanen bzw. traditionell beeinflussten Entwicklung des Kindes entspricht, sondern – ohne Bezug zum Problem „Missbrauch" – extern durch eine sexualisierte und sexualisierende Umwelt, insbesondere Medien induziert wird?

> **Frage**
> Welcher Umgang mit infantilsexuellem Verhalten wäre unbedenklich?

Zu dieser Frage müssten Konzepte entwickelt werden. Als zentrale Frage sollte beantwortet werden: Gibt es noch oder wieder konsensfähige Einschätzungen, durch die man – wenn man schon keinen „Königsweg" wissenschaftlich belegen kann – zumindest einen „kleinsten gemeinsamen Nenner" unterschiedlicher Grundpositionen berücksichtigen könnte, will sagen: Welcher Umgang mit infantiler Sexualität in institutionalisierter Sexualerziehung, wie u. a. in der Kita,

- ist (evtl. individualisiert) kultur- und geschlechtssensibel entwicklungsgerecht,
- ist affirmativ sexualfreundlich,
- unterlässt pädagogisch nicht zu rechtfertigende Frühsexualisierung;
- reagiert angemessen und ggf. korrigierend auf medial beeinflusstes Verhalten;
- vermeidet voraussehbare möglicherweise problematische Neben- und Langzeiteffekte und
- bietet Kindern Schutz vor irgendwelchen Eigeninteressen von direkt beteiligten oder indirekt von ihrem infantilen Sexualverhalten profitierenden Erwachsenen (vgl. Etschenberg 2017; vgl. auch Kap. 2)?

Dabei käme man nicht umhin, doch noch einmal über Orientierung gebende Interventionen nachzudenken, auch wenn sie den aktuellen Spaß von Kindern an ihrem infantilsexuellen oder – wenn medial induziert – pseudo-infantilsexuellen Verhalten in der Kita beeinträchtigen würden.

Ich fasse charakteristische Elemente moderner Sexualerziehung, die m. E. nicht unbedenklich sind, noch einmal zusammen. Das Interesse an den Geschlechtsorganen soll nicht abgewartet, sondern frühzeitig durch Stimulation bei Pflegemaßnahmen geweckt werden (Philipps o. J., S. 27; Sielert 2005, S. 102) und das spontane Interesse am Anus soll spielerisch durch Arrangements in der Kita vertieft werden (vgl. Kleinschmidt et al. 1994, S. 98, 90). Doktorspiele mit dem Schwerpunkt, nackt sein zu dürfen und andere Nackte untersuchen zu dürfen, die früher einmal zur Kompensation und als Ventil unaufgeklärten Kindern gute Dienste erwiesen, diese Funktion aber zum Glück für die meisten Kinder längst verloren haben, werden nun als wertvolle Bestandteile von Sexualerziehung hochstilisiert (z. B. Kleinschmidt et al. 1994, S. 43; BZgA 2011, S. 42). Nacktsein und

Kuscheln sind angesagt, auch wenn das eigentlich mit einem „Doktorspiel" wenig zu tun hat. Dass Kinder die Situation beim Arzt, Zahnarzt oder Physiotherapeuten mit Stethoskop, Mundspatel, Pseudospritze, Verbandsmull und Massagen im Rollenspiel nachahmen, sind wichtige „wirkliche Doktorspiele", aber dass sie sich dabei in Kuschelecken voreinander oder im Gruppenraum auch vor den Erziehern und Erzieherinnen nackt zeigen und einander intim untersuchen, hat mit dem Rollenspiel (bis auf wenige Ausnahmesituationen) nichts mehr zu tun, sondern deutet auf andere Ziele von Sexualerziehung oder in Einzelfällen sogar auf Eigeninteressen von anwesenden Erwachsenen hin. Das Interesse von Kindern wird zudem gezielt auf Ausdrucksformen der Erwachsenensexualität gelenkt, und traditionelle und derzeit noch mehrheitlich gelebte Familienkonstellationen mit einem weiblichen und einem männlichen Elternteil spielen eine nachgeordnete Rolle (siehe Tuider et al. 2012).

Gäbe es eine wissenschaftliche Langzeitstudie zum sexuellen „Schicksal" von Kindern, die bereits in den 1960er Jahren in Kommunen oder sexualpädagogisch ähnlich orientierten Familien aufgewachsen sind, so hätte man eine verhandelbare Grundlage zur Diskussion proaktiv sexualisierender Sexualerziehung. Dabei muss zugegeben werden, dass Sexualerziehung noch nie wissenschaftlich abgesichert war. Abzulehnen sind – auch ohne wissenschaftliche Absicherung – lediglich sexual- und menschenfeindliche Maßnahmen, die erfahrungsgemäß unglücklich machen, weil sie physisches oder psychisches Leid zufügen. Da dem so ist, ist kein Konzept berechtigt, für sich in Anspruch zu nehmen, es sei besser als ein anderes. Das eine oder andere Konzept passt vielleicht besser oder schlechter zu einem Menschenbild, zu einer Vision oder Weltanschauung oder Ideologie oder zum politisch-gesellschaftlichen „Mainstream", keines aber kann behaupten, „besser" im Sinne einer wissenschaftlichen Absicherung oder „besser" im Sinne von vorteilhafter für zukünftige Frauen und Männer und deren sexuellen Lebensverlauf zu sein.

So betritt moderne Sexualerziehung heute zusammen mit den Kindern den „dunklen Kontinent" bzw. eine im Nebel liegende Landschaft ohne verlässliche Ausleuchtung, ohne Kompass und ohne vertrauenswürdigen Reiseführer und geht das Risiko ein, abseits vertrauter „Trampelpfade", die zugegebenermaßen auch oft zu ungewünschten Orten führten, in unbekanntem und unwegsamem Gelände zu landen. Ob die neuen Pfade Menschen zufriedener mit ihrer Sexualität werden lassen, wird sich wohl erst in vielen Jahren herausstellen, und vielleicht weiß dadurch dann auch die Wissenschaft mehr. Davon würden die Kinder von heute aber nicht mehr profitieren.

Fazit

Kinder„sexualität" ist ein Kapitel in der Sexualwissenschaft und Sexualpädagogik bzw. -erziehung, das noch nicht zu Ende geschrieben ist und immer wieder umgeschrieben wird. Ob es je zu Ende geschrieben wird, ist ungewiss: Die methodischen Probleme, infantilsexuelles Verhalten angemessen zu deuten, scheinen unlösbar, da es immer den Interpretationen von Erwachsenen ausgeliefert bleibt, die sich sogar zum Teil – begründet! – widersprechen. Zudem war es schon immer schwierig, authentisches infantilsexuelles Verhalten von anerzogenem oder imitiertem Verhalten zu unterscheiden. Diese Unterscheidung wird aktuell noch dadurch erschwert, dass auf Kinder vermehrt sexuelle Signale und sexualisierende Impulse aus der Umwelt, insbesondere aus den Medien, einwirken. Dass vor diesem Hintergrund Ziele und Methoden einer für Kinder günstigen Sexualerziehung kontrovers diskutiert werden, ist die nahezu unausweichliche Konsequenz. Man kann nur an alle Verantwortlichen appellieren, nicht voreilig einer von verschiedenen Meinungen zuzugestehen, den Weg durch den Nebel zu kennen.

Literatur

Bebnowski D, Klecha S, Walter W, Göttinger Institut für Demokratieforschung (2013) International vernetzt. FAZ 16.12.2013. http://www.faz.net/aktuell/politik/ausland/europa/paedophilie-international-vernetzt-12711649-p4.html. Zugegriffen: 27. Apr. 2018

Bundeszentrale für gesundheitliche Aufklärung (BZgA) (Hrsg) (2011) Standards für die Sexualaufklärung in Europa. BZgA, Köln

Etschenberg K (2017) Proaktiv sexualisierende Sexualerziehung – cui bono? www.etschenberg.org/Sexualerziehung

Freud S (1920) Drei Abhandlungen zur Sexualtheorie, 4. Aufl. Wien. www.psychanalyse.lu/Freud/FreudDreiAbhandlungen.pdf. Zugegriffen: 26. Apr. 2018

Hassenstein B (2006) Verhaltensbiologie des Kindes, 6. Aufl. Münster

Kleinschmidt L, Martin B, Seibel A (1994) Lieben kuscheln schmusen, 2. Aufl. pro familia NRW, Münster

Kluge N (2008) Der Mensch – ein Sexualwesen von Anfang an. In: Schmidt RB, Sielert U (Hrsg) Handbuch Sexualpädagogik und sexuelle Bildung. Weinheim

Philipps I (o. J.) Körper, Liebe, Doktorspiele 1.–3. Lebensjahr. BZgA, Köln

Quindeau I (2012) Die infantile Sexualität. In: Quindeau I, Brumlik M (Hrsg) Kindliche Sexualität. Weinheim, S 24–44

Schiefele H (1978) Lernmotivation und Motivlernen, 2. Aufl. München

Schmidt G (2012) Kindersexualität. Konturen eines dunklen Kontinents. In: Quindeau I, Brumlik M (Hrsg) Kindliche Sexualität. Weinheim, S 60–70

Schuhrke B (2005) Sexuelles Verhalten von Kindern – zwischen Normalität und Abweichung. In: Burian-Langegger B (Hrsg) Doktorspiele – Die Sexualität des Kindes. Wien, S 34–62

Schuhrke B (2016) Kindliche Sexualität. Wissenschaftliche und gesellschaftliche Debatten und pädagogische Herausforderungen. Vortrag Pro familia Fachtagung. Lübeck. www.profamilia.de/fileadmin/profamilia/verband/Doku-fachtagung_2016.pdf. Zugegriffen: 25. Apr. 2018

Sielert U (2005) Einführung in die Sexualpädagogik. Beltz, Weinheim

Tuider E et al. (2012) Sexualpädagogik der Vielfalt, 2. Aufl. Weinheim

Volbert R (2005) Gibt es Verhaltensindikatoren für sexuellen Missbrauch? https://www.kindergynaekologie.de/fachwissen/korasion/2005/gibt-es-verhaltensindikatoren-fuer-sexuellen-missbrauch/. Zugegriffen: 22. Apr. 2018

Wanzeck-Sielert C (2004) Kursbuch Sexualerziehung. München

Wanzeck-Sielert C (2008) Sexualität im Kindesalter. In: Schmidt RB, Sielert U (Hrsg) Handbuch Sexualpädagogik und sexuelle Bildung. Weinheim, S 363–370

Wanzeck-Sielert C (2012) Psychosexuelle Entwicklung des Kindes und sexualpädagogische Herausforderungen. www.forum.sexualaufklaerung.de/index.php?docid=459. Zugegriffen: 29. Okt. 2017

5

Pornos – die (un)heimlichen Miterzieher
Pornokompetenz – ein Ziel für die Sexualerziehung?

5.1 Warum brauchen Kinder und Jugendliche Pornokompetenz?

Wenn es keine andere Lösung gibt …

Vor einigen Jahren wurde ich von einem Journalisten gefragt, wie ich es einschätze, dass Kinder und Jugendliche über das Internet praktisch uneingeschränkten Zugang zur Pornografie bekommen haben. Ich äußerte mein Bedauern darüber, dass das gesetzliche Verbot, Kindern und Jugendlichen pornografische Darstellungen zugänglich zu machen, weder von den Medien noch von der Politik ernsthaft durchgesetzt wird – ein Tatbestand, der immer wieder Verwunderung und Ratlosigkeit auslöst.

> **Frage**
> Warum müssen wir uns eigentlich mit dem Thema Pornografie in der Kinder- und Jugendarbeit befassen?

Nach § 184 StGB gibt es in Deutschland ein Verbreitungsverbot für Pornografie bei Menschen unter 18 Jahren, das die potenziellen Entscheidungsträger aber offenbar in den letzten Jahren kaum mehr wirklich interessiert. Angeblich kann man es nicht unterbinden, dass Pornografie im Internet frei zugänglich ist, u. a. weil die Anbieter im Ausland sitzen. Auch ist es Lobbyisten gelungen, das Adjektiv „pornografisch" so zu definieren, dass u. a.

werbliche Vorschaubilder zu pornografischen Angeboten, insbesondere von Videos, nicht unter das Verbot fallen. So bestehen viele Anbieter zwar darauf, dass die eigentlichen Angebote nur nach Altersverifizierung und gegen Bezahlung zugänglich sind, führen aber im Vorfeld alle Varianten sexueller Spielarten als „Appetizer" in ihren Übersichten vor.

Deshalb war die Wirksamkeit eines der beiden 2012 von der KJM (Kommission für Jugendmedienschutz der Landesmedienanstalten) gemäß § 5 des Jugendmedienschutz-Staatsvertrages (JMStV 2003) anerkannten Jugendschutzprogramme für den allgemeinen Einsatz (vor allem zu Hause) fragwürdig. Das kritisierte Programm ist von JusProg e. V., einem vorwiegend von Pornoherstellern getragenen Verein, entwickelt worden und ermöglicht die Blockierung von entsprechend gekennzeichneten Internetangeboten nach Altersstufen gestaffelt, nicht aber die Vorschaubilder (vgl. Etschenberg 2013).

In Schulen werden bei der Internetnutzung (wenn überhaupt) gern kostenlose Jugendschutzfilter eingesetzt, die mit „schwarzen Listen" arbeiten, nur eine begrenzte Anzahl von Pornoanbietern erfassen und auch nicht hinreichend aktualisiert werden, sodass sogar in der Schule Kinder und Jugendliche Zugang zur Pornographie haben können, vor allem wenn sie eigene internetfähige Geräte in der Schule nutzen.

Da dem so ist, wie es ist, vertrat ich dem Anfrager gegenüber die Meinung: „Es klinge vielleicht ein bisschen komisch ... Aber was man vermitteln müsste, sei Pornokompetenz" (Gernert 2010, S. 274). Diese Äußerung verleitete offenbar zu dem Missverständnis, ich befürworte den Einsatz von pornografischem Material (bis hin zu Clips) im Unterricht, was natürlich verboten und pädagogisch nicht zu vertreten ist. So war das mit der Pornokompetenz und dem Einsatz von pornografischen Beispielen aber auch gar nicht gemeint. Wenn es jedoch keine bessere Lösung gibt, weil es Erwachsenen nicht gelingt, den gesetzlich vorgesehenen Schutz der Kinder vor Pornografie umzusetzen, dann muss Kindern und Jugendlichen „irgendwie" geholfen werden, mit dem Pornoangebot „unbeschädigt" umzugehen. Wenn ich sage „unbeschädigt", gehe ich davon aus, dass Gesetzgeber und besorgte Erwachsene gute Gründe dafür haben, pornografische Angebote von Kindern und Jugendlichen fernzuhalten – sonst müsste man den Schutzparagrafen im StGB und entsprechende Regelungen im Jugendschutzgesetz bzw. im Jugendmedienschutz-Staatsvertrag streichen!

Von vornherein möchte ich klarstellen: Hier geht es nicht um eine Grundsatzdiskussion über Pornografie, geschweige denn um eine moralische Bewertung derer, die Pornos drehen, in Pornos mitspielen oder sich Pornos anschauen. Da keiner gezwungen ist, Pornos zu konsumieren, und man sich aus dem riesigen Angebot das Genre aussuchen kann, das einem gefällt und das ggf. auch in bestimmten Situation „hilft", Sexualität mit Genuss allein oder mit PartnerInnen auszuleben, kann nur da mit Kritik angesetzt werden, wo die DarstellerInnen unfreiwillig, unter Drogen oder aus großer wirtschaftlicher Not mitmachen, die dargestellten Handlungen entwürdigend oder riskant für die DarstellerInnen oder gesetzwidrig sind. Letzteres ist vor allem bei kinder- und jugendpornografischem Material der Fall. Dass auch Erwachsene im Rahmen von Sexualbildung Pornokompetenz entwickeln sollten, sei an dieser Stelle nur am Rande erwähnt (Kap. 1).

Hier geht es nur um die Diskussion, ob und ggf. warum man die gelassene Einstellung der Pornografie gegenüber infrage stellen sollte, wenn es um den Pornokonsum sehr junger Menschen geht, die – das sei noch einmal betont – von Gesetzes wegen eigentlich gar keinen Zugang zur Pornografie haben dürften.

5.2 Was ist das Besondere an Pornos im Internet?

Lernangebote durch „(un-)heimliche Miterzieher"

Erotische und pornografische Darstellungen hat es schon immer gegeben, weil es offenbar vielen Menschen Freude macht, sich mit Sex zu beschäftigen, auch wenn er nur dargestellt ist. So gab es z. B. auf griechischen Vasen und römischen Mosaiken oder in erotischen Texten und Bildern vergangener Jahrhunderte jede Menge Pornografie, unter der nach der Definition durch den Bundesgerichtshof (BGH) zu verstehen ist: „Als pornografisch ist eine Darstellung anzusehen, wenn sie unter Ausklammerung aller sonstigen menschlichen Bezüge sexuelle Vorgänge in grob aufdringlicher, anreißerischer Weise in den Vordergrund rückt und ihre Gesamttendenz ausschließlich oder überwiegend auf das lüsterne Interesse des Betrachters an sexuellen Dingen abzielt".[1] Hinzuzufügen ist, dass pornografische Darstellungen unverhohlen darauf abzielen, KonsumentInnen sexuell zu stimulieren, sie – wenn in Gesellschaft einer Partnerin oder eines Partners – zum Mit- und Nachmachen anzuregen oder bei der Selbstbefriedigung in Stimmung zu halten.

---

[1] http://www.polizei.bayern.de/kriminalitaet/internet/straftaten/index.html/57020; zugegriffen: 07.08.2018

> **Frage**
>
> Wann wurde Pornografie zum Problem?

Attraktiver als Vasenbilder und Printmedien waren für das „lüsterne Interesse" pornografische Filme und Videos im Nachkriegsdeutschland. Sie erfreuten sich insbesondere durch die Nutzungsmöglichkeit von Videos zu Hause zunehmender Verbreitung und Beliebtheit. Sie waren aber nicht „barrierefrei" zugänglich. Es gab Einlasskontrollen an Kinokassen und in Videotheken. Wenn Jungen oder Mädchen diese „Barrieren" irgendwie zu umgehen wussten und das eine oder andere Pornofilmchen zu sehen bekamen, dann immer im Bewusstsein, dass das eigentlich nicht in Ordnung war. Zugangsschwierigkeiten und die damit verbundene öffentliche „Ächtung" von Pornografie für Menschen unter 18 Jahren erleichterten es Eltern und Pädagogen, das Pornografieverbot für Kinder und Jugendliche ihnen gegenüber glaubhaft zu vertreten.

Mit dem Internet hat sich vieles verändert. Weitgehend barrierefrei, meist kostenlos, abwechslungsreich, Tag und Nacht zugänglich in den eigenen vier Wänden, unbegrenzt wiederholbar, unbeobachtet allein oder mit beliebig vielen anderen nutzbar kann Pornokonsum problemlos in den Alltag integriert werden. Zahlen zum Angebot und Konsum zeigen das überdeutlich. Dass der Konsum nicht nur in den Abendstunden und an Feiertagen, sondern auch während regulärer Arbeits- und Schulzeiten stattfindet, zeigt, wie hoch die Affinität in der Bevölkerung ist.

Kinder und Jugendliche machen so die Erfahrung, dass Pornografie offenbar etwas Alltäglich-Harmloses ist – wie wäre es sonst zu verstehen, dass sie so ungehindert von jedem, in jedem Alter (auch von ihnen), an jedem Ort mit Internetzugang konsumiert werden kann? Im Gegensatz zu vielen Filmangeboten im Fernsehen, die spätabends gesendet werden, erscheint bei den meisten pornografischen Angeboten im Internet noch nicht einmal der Hinweis, dass sie für Menschen unter 18 Jahren nicht geeignet sind. Eine Ausnahme stellen große professionelle Anbieter dar. Demgegenüber lassen die meisten Anbieter jedweden Zuschauer frei surfen – sie verdienen ihr Geld über Werbung.

Da fragen sich Jungen und Mädchen natürlich, warum sie keine Pornos konsumieren sollen und warum es Erwachsene gibt, die in Pornos (un)heimliche Mitzieher sehen und fürchten.

Als „heimliche Mitzieher" werden seit vielen Jahren die Medien einschließlich Werbung bezeichnet, weil sie – unabhängig von Richtlinien und

Lehrplänen und (natürlich) ohne Absprache mit den Eltern – erzieherischen Einfluss auf Kinder und Jugendliche nehmen. Welche Ziele dabei von den Medienmachern bzw. deren Auftrag- und Geldgebern verfolgt werden, ist schwer durchschaubar, wenn es nicht nur um Verkaufszahlen und Einschaltquoten geht. Deshalb spricht man von „heimlichen" Miterziehern. Ist das Ergebnis dieser Erziehung den eigentlich für Erziehung Verantwortlichen aus pädagogischen Gründen nicht geheuer, werden aus den heimlichen Miterziehern „unheimliche". Von dieser Art Miterzieher gibt es etliche (z. B. bestimmte Fernsehformate, vor allem in Privatsendern, oder gewaltverherrlichende Computerspiele im Internet oder Werbung für kosmetische Intimoperationen). Pornos gehören auf jeden Fall zu den heimlichen Miterziehern; denn sie sind – wie alles in der realen und medialen Umwelt – „Lernangebote" für Kinder und Jugendliche, deren Verarbeitung sich – wie bei allen beiläufig wirksamen Lernangeboten – der Begleitung und Kontrolle durch Eltern, ErzieherInnen und LehrerInnen entzieht.

So kann man nur durch Analyse dessen, was in Pornos zum Lernen angeboten wird, Rückschlüsse auf das ziehen, was Kinder möglicherweise lernen bzw. welche Effekte eintreten können. Ob man diese Effekte dann bedenklich bzw. „unheimlich" findet oder nicht ist ein weiterer, von der Analyse unabhängiger Schritt.

5.3 Was können Kinder aus pornografischen Darstellungen lernen?

Gelernt werden kann vieles – was Kinder davon wirklich lernen, wissen wir aber nicht

Unter bewusster Ausklammerung von „sexual-moralischen" Aspekten möchte ich hier das aufzählen, was auf Kinder und Jugendliche als „Lernangebote" einwirkt, wenn sie Pornos anschauen und Pornos zu heimlichen Miterziehern in der Sexualerziehung werden – die Liste könnte noch verlängert werden:

- zur Nachahmung anregende sexuelle Handlungen von Erwachsenen in allen, auch extrem seltenen, Variationen;
- Sex als Konsum ohne Beziehung zwischen den Akteuren (Sex zwischen bezahlten Pornodarstellern und Sex zwischen Zufallsbekanntschaften);

- Sex von einander vertrauten Paaren als „Sex on demand" auf Anregung von Medienmachern vor laufender Kamera;
- unerwartete Umwidmung von Alltagssituationen (z. B. in der Familie, beim Arzt oder im Supermarkt) in pornografische Szenarien;
- unrealistische Normvorstellungen bezüglich „üblichem Sex im Alltag" (u. a. „allzeit zu allem bereit sein");
- unrealistische Normvorstellungen bezüglich sexrelevanter körperlicher Ausstattung und sexueller „Leistungsfähigkeit" von Männern und Frauen (u. a. Busen- und Penisgröße, Ausdauer beim Penetrieren);
- bis zur Verletzung verzerrte Genitalien (einschließlich Darmausgang, insbesondere bei Frauen);
- Empathielosigkeit zwischen Sexualpartnern und -partnerinnen (u. a. bei offenbar schmerzhaften Sexualpraktiken, wie z. B. Analverkehr);
- im realen Leben unerwünschtes Rollenverhalten von Männern und Frauen (u. a. Unterwürfigkeit von Frauen, „Machogehabe" von Männern);
- offenbar luststeigernde Verbindung von Sex und Gewalt (vor allem gegen Frauen);
- Diskriminierungen (z. B. von dunkelhäutigen Menschen als „Neger", von älteren Frauen als „alte geile Weiber");
- fehlendes Hygiene- und Gesundheitsbewusstsein (u. a. Wechsel von Anal- zu Vaginalverkehr, Verzicht auf Kondome);
- Unzufriedenheit stiftende Vergleichsmöglichkeiten mit dem eigenen (noch unfertigen) Körper oder dem Körper eines Partners oder einer Partnerin (u. a. Busengröße, Schamlippenform, Körperbehaarung);
- Angst und Ekel auslösende Sexualpraktiken (u. a. sado-masochistische Praktiken, Gangbang, Fisting, Cumshot ins Gesicht, „Golden Shower");
- Entzauberung aller erotischen „Geheimnisse";
- Eindruck von Normalität von Sex in der Öffentlichkeit (u. a. durch das sich bereitwillig zur Schau Stellen von „Laiendarstellern" beim Sex);
- Anregung zur Anfertigung von eigenen erotischen oder pornografischen Bildern.

> **Frage**
> Welche Funktionen und Lerneffekte kann Pornografie für Kinder und Jugendliche haben?

Zu erwähnen ist auch, was Kinder und Jugendliche nicht sehen und aus Pornos auch nicht lernen können: die Integration von lustvollem und befriedigendem Sex in das alltägliche Leben erwachsener Menschen, die sich außer um Sex auch um Ausbildung, Beruf, Familie, Gesundheit, Finanzprobleme, Hobbys, Freundeskreis usw. kümmern. Und sie erfahren auch nichts über das Sexualleben zwischen Menschen, die sich lieben (vgl. Tabea Freitag „Fit for Love?" 2015).

Begleitet wird das Ganze – je nach Entwicklungsstand des Kindes oder Jugendlichen – von emotionaler Stimulation, die bei Kindern zu ungerichteter Aufgeregtheit, bei Jugendlichen zu sexueller Erregung führt – unabhängig von der Anwesenheit realer sexuell ansprechender Mitmenschen und ohne Einsatz eigener Fantasie. Das, was Kinder und Jugendliche dabei lernen, können sie unterschiedlich verwenden:

- zur Aufklärung („Ach, so geht das mit dem Fesseln ...");
- zur Orientierung bezüglich des sexuellen Umgangs der Geschlechter miteinander (hetero-/homosexuell);
- zur Anregung für die praktische Gestaltung des eigenen (zukünftigen) Sexuallebens;
- zur Entwicklung von Normvorstellungen (vor allem bezüglich Attraktivität, Sexualpraktiken und Intimsphäre).

Dabei können die emotionalen Effekte sehr unterschiedlich sein: Kinder und Jugendliche können in Abhängigkeit von ihrer Entwicklung, ihren Erfahrungen und ihrer psychischen Konstitution u. a.

- neugierig und experimentierfreudig werden,
- unzufrieden werden mit sich und der Partnerin oder dem Partner,
- enttängstigt und hemmungsfreier werden,
- Angst vor Sexualität bekommen,
- frühsexualisiert werden,
- unangepasst sexuell reagieren auf nicht sexuell gemeinte Signale,
- abgestumpft werden gegenüber sexuellen Signalen,
- unsicher werden im Umgang mit Menschen des eigenen und anderen Geschlechts,
- fordernder werden im intimen Umgang mit Menschen,
- bestätigt werden in eigener sexueller Orientierung,
- verunsichert werden in eigener sexueller Orientierung,
- abgeschreckt werden von jedweder Pornografie,
- sich gedrängt fühlen zu häufigem Pornografiekonsum.

Geht man bei diesen möglichen Effekten von den (in meinen Augen) negativen Varianten aus, können sich problematische „Lernerfolge" ergeben (vgl. Altstötter-Gleich 2006; Etschenberg 2012):

- Sexualisierung von Kindern („Verlust der Kindheit"; Erleichterung für interessierte Erwachsene, Kinder in sexuelle Handlungen einzubeziehen);
- Pornografisierung des jugendlichen Sexualverhaltens und des sexuellen Umgangs der Geschlechter miteinander
    - mit Verlust oder Vernachlässigung eines nicht-sexuellen emotionalen Partnerbezugs,
    - mit Frust in realen Beziehungen durch unrealistische Erwartungen an einen Partner oder durch nachlassendes sexuelles Interesse an einer realen Partnerin oder einem realen Partner;
- Abstumpfung gegenüber sexuellen Signalen (auch aus Pornos) ohne und mit Versuchen der Reizsteigerung (Suchtgefahr);
- unangemessene Sexualisierung von Situationen und Personen;
- Fixierung auf sexuelle Praktiken (auch mit Fetischen), deren Miterleben erstmalig starke sexuelle Erregung ausgelöst hat;
- Verängstigung:
    - Angst vor den Erwartungen einer Partnerin oder eines Partners,
    - Angst, „Normen" nicht zu genügen,
    - Angst vor sexuellen Praktiken.

Alle diese Effekte spielen sich – wenn sie denn eintreten – bei den meisten Kindern und Jugendlichen „im Stillen" ab und lassen sich von Eltern oder Pädagogen nicht steuern oder pädagogisch begleiten. Leider lassen sie sich auch nicht wissenschaftlich nachweisen. Nur wenn extreme Verhaltensauffälligkeiten auftreten, kann man einen möglichen ursächlichen Zusammenhang mit dem Pornokonsum vermuten, der aber fast nie als linear unterstellt werden kann.

> **Frage**
> Sind Einschätzungen glaubhaft und widerspruchsfrei?

Antworten bei Befragungen von Kindern und Jugendlichen sind mit Vorsicht zu bewerten. Kinder können sich kaum adäquat äußern zu dem, was sie beim Anblick von Pornos empfinden oder welche Nachwirkungen sie spüren, vor allem, wenn sie gar nicht so genau wissen, was Pornos sind. Jugendliche antworten bzw. zitieren evtl. das, was sie gehört haben, was Jugendliche sagen bzw. was Erwachsene Jugendlichen in den Medien als Meinung unterstellen. Über Langzeitwirkungen erfährt man praktisch nichts. Um diese Langzeitwirkungen geht es ja eigentlich, sie sind aber derzeit nicht wissenschaftlich erfassbar (siehe Starke 2010, S. 94 ff.). Hierin ähnelt die Lage in etwa der bei der Frage nach Langzeitwirkungen durch Gewaltdarstellungen.

Die „theoretischen" Bedenken gegen die Effekte von Pornografie auf junge Menschen werden nicht von allen Fachleuten geteilt. Die einen warnen vor Auswirkungen des Pornokonsums auf Kinder und Jugendliche (Schirrmacher 2008; Siggelkow und Büscher 2008; Hill 2011)[2] und sind damit einer Meinung mit einem Großteil der erwachsenen Bevölkerung.

Grimm et al. (2010) sprechen zumindest von „Wirkungsrisiken", betonen aber, „dass Wirkungen nicht nach einmaliger Pornografierezeption gemessen werden können, sondern, dass negative Wirkungen über einen längeren Zeitraum nach intensivem Pornokonsum eintreten" (S. 23 f.).

Ob diese einschränkende Bedingung auch auf das an anderer Stelle als mögliche Wirkung von Pornografie genannte „aggressive Verhalten" zutrifft, wenn bei emotional vorbelasteten Personen „nicht abgebaute emotionale Erregungszustände auf nachfolgende Situationen übertragen werden" (Grimm et al., S. 15), wird leider nicht weiter thematisiert. Das wirft Fragen auf bezüglich des Zusammenhangs zwischen – durch sexualisierte und pornografische Medienangebote provozierten – sexuellen Erregungszuständen und häuslicher oder außerhäuslicher Gewalt. Gar nicht erwähnt wird die möglicherweise traumatisierende Wirkung von vor allem ungewollter Konfrontation mit extremer Pornografie auf unerfahrene junge Konsumenten.

Demgegenüber gibt der Jugendforscher Prof. Dr. Kurt Starke in einer Expertise Entwarnung mit der Aussage: „Keine der bisher vorliegenden wissenschaftlichen Untersuchungen belegt schädliche Auswirkungen der Pornografie auf das Sexualleben Jugendlicher und die Lebensgestaltung insgesamt" (Starke 2010, S. 128). Bei dieser Aussage wird bewusst, dass die Anwendung des Adjektivs „schädlich" wie auch des Adjektivs „negativ" auf psychische Entwicklungen stark von den Wertvorstellungen und Beurteilungskriterien dessen abhängt, der es benutzt. Dass davon wiederum

---

[2]Eine nachdenklich stimmende Schilderung durch einen nachdenklichen Mann, der offenbar häufig Pornos sieht, bietet das kleine Buch von Peter Redvoort *Pornos machen traurig* (2011).

unterschiedliche Konsequenzen für die Sexualerziehung oder Sexualbildung hergeleitet werden, ist selbstverständlich.

Und während bei Eltern, ErzieherInnen in Kitas und bei LehrerInnen die Meinung zu hören ist, dass Pornografie eine Sexualerziehung in ihrem Sinne behindert und sie froh wären, wenn ihre Verbreitung wieder mehr eingeschränkt würde (ohne Einschränkungen für Erwachsene), vertritt Starke die Ansicht, dass Verbreitungsverbote von Pornografie bei Menschen unter 18 Jahren stehe der „sexuellen Selbstbestimmung" entgegen und erschwere „eine sinnvolle Sexualerziehung" (Starke 2010, S. 181)[3].

Hinzu kommt, dass von verschiedenen Seiten immer wieder betont wird, Jugendliche gingen gelassen mit Pornografie um und wüssten zwischen Fiktion und Realität sehr wohl zu unterscheiden. Das erinnert mich an die Situation in den 1970er Jahren, als über die Auswirkungen der „Zombie"-Filme (vor allem Videos) diskutiert wurde. In meiner damaligen Klasse (Hauptschule) beteuerten alle Schüler und Schülerinnen in der Lerngruppe zu wissen, was es mit den Zombies (lebenden Toten) auf sich hat – alles erfunden und getrickst. Dann aber erfuhr ich in Einzelgesprächen, dass einige Mädchen nur noch „bewaffnet" schlafen gingen. Aus Angst vor unbemerkten Eindringlingen legten sie z. B. Stöcke „vorsichtshalber" griffbereit neben ihr Bett. Jungen gestanden, dass sie sich nur noch ungern auf die Toilettenschüssel setzten, weil sie Bilder von Zombies im Kopf hatten, die durch Abflussrohre in Wohnungen kommen.

Auch die beschwichtigende Einschätzung, die oft zu hören ist, Kinder und Jugendliche verstünden pornografische Darstellungen als ironische Überzeichnungen von Erwachsenensexualität, über die sie nur lachen könnten, halte ich für unrealistisch: Ironie kann man nur als solche erkennen und belächeln, wenn man die zugrunde liegende „Wahrheit" kennt. Eine Vorstellung von dem „wahren" Sexualleben der Erwachsenen, das sich mehrheitlich im Privaten und nicht vor der Kamera abspielt, haben Kinder und Jugendliche aber in der Regel nicht, wenn sie nicht in den Genuss einer frühzeitigen, entwicklungsgerechten umfassenden Aufklärung gekommen sind. Sie müssen die dargestellte Sexualität in den Medien einschließlich der pornografischen für die Wahrheit halten. Ihr Lachen hat sehr wahrscheinlich andere Gründe.

---

[3]Die zitierte Expertise wurde von Tobias Huch finanziell unterstützt (Starke 2010, S. 7), einem Unternehmer, der selbst auf verschiedene Weise geschäftliche Interessen in der Erotikbranche vertreten hat (Wikipedia „Tobias Huch"; zugegriffen: 12.05.2018).

Interessant ist die Meinung von pornografieerfahrenen Jugendlichen, dass sie die Darstellungen für sich selbst meist als harmlos einschätzen und den Zugang nicht beschränkt sehen wollen, aber sagen, es wäre wünschenswert, „wenn Kinder unter 12 Jahren vor Kontakt mit Pornografie geschützt werden könnten" (Grimm et al. 2010, S. 123).

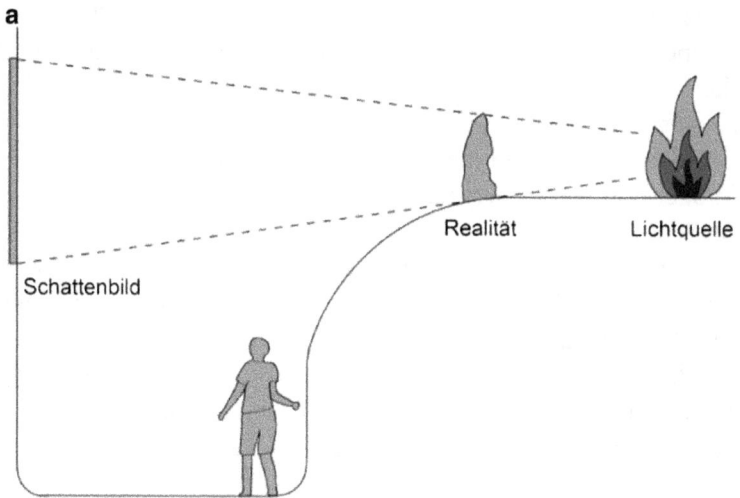

Abb. 5.1a Das Höhlengleichnis von Platon (vereinfacht veranschaulicht) (Mit freundlicher Genehmigung von © K. Etschenberg 2019. All Rights Reserved)

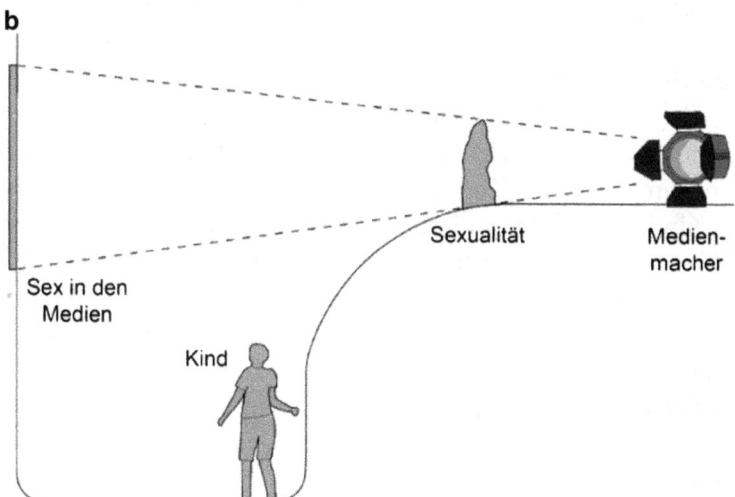

Abb. 5.1b Sexualbildung von Kindern: medial vermittelte Schattenbilder (Mit freundlicher Genehmigung von © K. Etschenberg 2019. All Rights Reserved)

Ich möchte an das Höhlengleichnis in Platons *Staat* (ca. 400 v. Chr.) erinnern, das hier – dem Thema angepasst – modifiziert wird (Abb. 5.1a): Wenn Menschen gezwungenermaßen in einer Höhle leben, in der sie nur über Schattenbilder an der Wand „sehen", was sich oberhalb der Höhle im Lichtschein eines Feuers abspielt, erliegen sie dem Trugschluss, die Realität „richtig" wahrzunehmen. Nur wenn sie die Höhle verlassen – ein beschwerlicher Prozess –, erfahren sie die Wahrheit (siehe Platon 2005, S. 309 ff.). Jungen und Mädchen, vor allem die im Kindesalter, sind mit Höhlenmenschen vergleichbar, die vieles nur über Schattenbilder an der Wand sehen, was sie für die Realität halten müssen (Abb. 5.1b). Diese Schattenbilder werden erzeugt, und die Erzeuger (Erwachsene im konkreten sozialen Umfeld oder Medienmacher) haben durch das Licht und den Winkel, unter dem sie die Realität anstrahlen, die Macht, die Realität so oder so erscheinen zu lassen. Erst im Laufe der Jahre und oft erst mit der Pubertät können Jungen und Mädchen die Höhle verlassen und Erwachsenenrealität einschließlich -sexualität erfahren. Ob sie dabei die „Schattenbilder" beiseite schieben können oder als Matrix mitschleppen, ist unklar. Die Manipulierbarkeit und die Effekte von Schattenbildern kennt jeder von den Illusionen her, die man mit den Schatten seiner Hände und Finger erzeugen kann.

5.4 Was ist zu tun?

Kinder und Jugendliche sollen lernen, sich selbst zu schützen

Eine schwierige Frage: auf der einen Seite gibt es zahlreiche „negative" Effekte, die Eltern und „vorsichtige" Pädagogen vor dem Hintergrund ihrer derzeit noch mehrheitlich befürworteten Wertvorstellungen wegen des Pornokonsums bei ihren Kindern bzw. bei ihnen in Kita oder Schule anvertrauten Kindern und Jugendlichen befürchten. Auf der anderen Seite stehen die Unausweichlichkeit und Selbstverständlichkeit, mit der Kinder und Jugendliche mit Pornos konfrontiert werden (können), und dazu die Meinung von einige „Experten", man solle sich bezüglich der Wirkungen nicht so viele Sorgen machen.

So bleibt nur eine persönliche Entscheidung, die bei mir lautet: Es ist besser für Kinder und Jugendliche, wenn sie keine pornografischen Darstellungen sehen und „im Kopf behalten".

Ein konsequenter gesetzlicher und ein verbesserter technischer Schutz (Filterprogramme) wären m. E. die effektivsten Maßnahmen, pornografische Darstellungen in der heutigen frei zugänglichen Fülle von Kindern fernzuhalten. Eine perfekte technische Lösung gibt es aber noch nicht und kann sie vielleicht auch nie geben. Deshalb sind pädagogische Maßnahmen unverzichtbar, will man die nachwachsende Generation nicht völlig dem Einfluss von Medienmachern ausliefern. (Es käme ja auch keiner auf die Idee, Kindern und Jugendlichen Verkehrserziehung vorzuenthalten und nur abzuwarten, wer im Straßenverkehr überlebt.)

Nach welchem Konzept im Überschneidungsbereich von Medienerziehung und Sexualerziehung kann man vorgehen, wenn man erreichen will, dass Kinder trotz freiem Zugang keine pornografischen Darstellungen anschauen (Selbstschutz) und Jugendliche mit Bedacht nach bestimmten Kriterien derartige Darstellungen für sich auswählen, sofern sie nicht ganz darauf verzichten wollen (Selbstkontrolle)?

Zu dem nach meiner Einschätzung unverzichtbaren Einsatz didaktisch-pädagogisch aufbereiteter pornografischer Beispiele bei jedwedem Konzept ist hier ein Vergleich angebracht: Kinder und Jugendliche sollen keinen Alkohol trinken bzw. Jugendliche sollen lernen, mit Alkohol als Genussmittel kontrolliert umzugehen. Für diesen Grundsatz gibt es gute Gründe. Diese Gründe müssen Jungen und Mädchen kennen bzw. sie müssen ihnen plausibel gemacht werden, damit Kinder – selbst bei verfügbarem Alkohol – auf dessen Konsum verzichten und Jugendliche motiviert sind, sich beim Konsum kontrolliert zurückzuhalten. Für diese Lernziele brauchen Kinder und Jugendliche selbst keinen Alkohol zu trinken. Argumente für den Verzicht bzw. den kontrollierten Genuss lassen sich durch Alltagserfahrungen im sozialen Umfeld, Sach- und Literaturtexte und Bildmaterial glaubhaft und überzeugend belegen.

Anders ist es bei Pornografie. Auch hier sollen Kinder und Jugendliche begreifen, warum sie auf dieses „Genussmittel" (pornografische Bilder und Texte) verzichten sollen bzw. warum Jugendliche sich überlegen sollen, welche Art Bilder sie als „Genussmittel" zulassen. Leider lassen sich diese Lernziele ohne Anschauungsgrundlage nicht erreichen. Woran soll ein Kind erkennen, dass es im Internet auf eine Pornoseite geraten ist, die es sich nicht weiter anschauen soll? Und woher soll ein Jugendlicher wissen, um welches Genre es sich bei einem Pornoangebot handelt, das er vielleicht gar nicht sehen will? Entweder man unterstellt allen Kindern und Jugendlichen, dass sie bereits Pornos gesehen haben, oder man muss eine Anschauungsgrundlage schaffen. Eine derartige Unterstellung ist gefährlich, weil sie Jungen und Mädchen unter Druck setzt, sich das, wovon im Unterricht die Rede ist, irgendwie zu beschaffen (sprich: sich Pornos anzuschauen), damit sie „mitreden" können. Eine gemeinsame Anschauungsgrundlage zu schaffen, ist schwierig, wenn Pornografie – wie schon gesagt – nicht im Unterricht eingesetzt werden darf. Während für Jugendliche bereits Vorschläge für eine unterrichtliche Umsetzung vorliegen (u. a. klicksafe.de 2011, Abb. 5.2), ist das Thema für Kinder meines Wissens bisher nicht aufbereitet, obgleich inzwischen hinreichend bekannt ist, dass bereits Kinder in der Kita und in der Grundschule – ungewollt – mit Pornos konfrontiert werden. Eltern, die meinen, weil ihre eigenes Kind keinen Internetzugang hat, sei es dagegen gefeit, ignorieren die Möglichkeit, dass MitschülerInnen ihrem Kind Pornos auf ihrem Display vorführen können oder es einfach nicht wegschicken, wenn es zufällig mitbekommt, was sich ältere SchülerInnen gegenseitig zeigen.

Nicola Döring, die (2011) einen Aufsatz zum Stichwort „Pornokompetenz" veröffentlicht hat, schlägt als inhaltsspezifische Ergänzung von Medienkompetenz ein „3 Ebenen × 5 Komponenten-Modell" der Pornokompetenz vor (Döring 2011, S. 240), das sehr anspruchsvoll und sicherlich nicht leicht in die Unterrichtspraxis umzusetzen ist, aber ein Leitfaden für Jugendarbeit und Erwachsenenbildung sein kann. Sie unterscheidet drei Ebenen der Pornokompetenz: Bewertungs-, Nutzungs- und Gestaltungskompetenz, denen jeweils fünf Komponenten zugeordnet sind: Medienkunde, Kritikfähigkeit, Genussfähigkeit, Fähigkeit zur Metakommunikation und Fähigkeit zur Selbstreflexion (Döring 2011, S. 236 ff.). Praktische

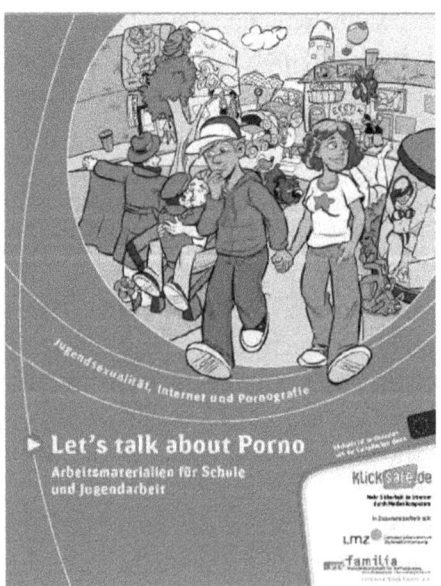

Abb. 5.2 Cover der Publikation *Let's talk about Porno* (Februar 2011), EU Initiative klicksafe.de. (© Designgruppe Fanz + Neumayer, Ludwigshafen und Heidelberg, mit freundlicher Genehmigung)

Vorschläge auf der Basis ihres Modells macht sie nicht, und diese wären vermutlich auch nur schwer auf Kinder zu übertragen.

Bei meinen Vorstellungen von einer Lernsequenz, die Pornokompetenz im Sinne von Selbstschutz und Selbstkontrolle fördern könnte, beziehe ich mich auf lerntheoretische Konzepte, die im Prinzip den „Wirkungshypothesen" bei Grimm et al. (2010, S. 14 f.) entsprechen.

Ziel ist: Kinder und Jugendliche sollen verstehen, dass Pornografie Bilder bietet,

- die ihnen „modellhaft" zum unrealistischen Vorbild für ihr eigenes Sexual- und Liebesleben werden können, in dem aber von Liebe keine Rede ist,
- die sie mit unrealistischen Maßstäben für sexuelle Attraktivität und „Leistung" frustrieren,
- die ihnen unangemessene Assoziationen in sexualfernen Situationen aufzwingen,
- die sich als „Flashbacks" in ihr eigenes sexuelles Handeln einschleichen,
- die sie gegen eine in späteren Jahren möglicherweise erwünschte positive Wirkung von Pornografie abstumpfen lassen,
- deren stimulierende Wirkung möglicherweise nicht mit ihrer Selbstachtung vereinbar ist (ein Schwerpunkt nur bei Jugendlichen),
- deren negative Auswirkungen sie in Kindheit und Jugendzeit eigenverantwortlich verhindern können.

Material für Kinder und Jugendliche müsste in sehr vereinfachter Form und primär nicht mit „sexuellen", sondern mit Beispielen aus anderen Lebensbereichen deutlich machen, wie die oben beschriebenen Wirkungen zustande kommen und dann das eigene auch „sexuelle" Leben beeinflussen können. Unter Zuhilfenahme des Höhlengleichnisses (nach Platon, evtl. durch kleine Experimente mit Schattenbildern veranschaulicht) müsste verstanden werden, dass Pornografie, die in jungen Jahren konsumiert wird, Spuren hinterlässt und ein Höchstmaß an Fremdbestimmung bedeuten kann.

In diesem Kontext glaube ich, dass es tatsächlich unumgänglich ist, auch konkrete, mit Bedacht ausgewählte kurzzeitig eingesetzte Beispiele für pornografische Darstellungen in Worten und Bildern (diese evtl. nachgestellt oder gezeichnet oder auch in krassen Details gepixelt oder nur beschrieben) in Absprache mit den Eltern und nur in einer gut vorbereiteten Schülergruppe im Unterricht zu verwenden, damit alle verstehen, was gemeint ist.

Ohne hier weiter in (unterrichts-)praktische Details gehen zu können, stelle ich mir vor, wie ein Lernangebot ab Ende der Grundschulzeit aussehen könnte:

5.4.1 Schritt 1: Sexualaufklärung

Voraussetzung ist eine Sexualaufklärung, die Kindern klare Vorstellungen von weiblichen und männlichen Geschlechtsorganen vermittelt, die ihre Neugier bezüglich Nacktdarstellungen auf sachliche Art befriedigt und die ihnen deutlich macht, dass Geschlechtsverkehr zwar Voraussetzung fürs Kinderkriegen ist, aber sexuelle Handlungen (auch Selbstbefriedigung) wegen des damit verbundenen Lustgewinns Erwachsenen auch ohne Kinderwunsch gefallen.

5.4.2 Schritt 2: Beschreiben, was man unter Pornografie versteht

Ergänzend zur üblichen Sexualaufklärung kann man Kindern sinngemäß erzählen: „Wegen der Freude am Sex schauen sich viele Erwachsene auch gerne Bilder an, auf denen andere Menschen Sex haben. Im Fernsehen gibt es in Spielfilmen oft Abschnitte, die Sex zwischen Erwachsenen zeigen. ‚Geschäftemacher' im Internet bieten besondere Bilder mit sexuellen Handlungen an, die man Pornografie nennt. Eine längere Spielhandlung mit bekleideten Menschen gibt es zu solchen Bildern in der Regel nicht, sondern nur Menschen, die irgendwas mit ihren Geschlechtsorganen machen und dabei angeblich viel Spaß haben. Meistens treten Männer und Frauen auf, die mit ihrem Sex vor der Kamera Geld verdienen. Die Anbieter verlangen von Erwachsenen, die solche Bilder sehen wollen, dass sie dafür bezahlen. Oder sie locken InternetnutzerInnen jeden Alters auf kostenlose Internetseiten und verdienen dann an der damit verbundenen Werbung (für irgendwas) Geld.

Bilder von schönen Reisezielen veranlassen kaum einen Menschen, sofort seinen Koffer zu packen und dahin zu fahren. Bilder von lecker zubereiteten Speisen hingegen können den Appetit auf diese Speisen wecken. Sie können Menschen anregen, sie sich bald selbst zuzubereiten oder ihren Appetit durch irgendetwas Ähnliches aus ihren Vorräten sofort zu befriedigen. Noch verführerischer sind Bilder von Menschen, die Sex haben. Viele erwachsene Menschen lassen sich durch solche Bilder anregen, selbst Sex zu machen. Damit sie sich nicht langweilen, wenn sie regelmäßig Pornos gucken, werden oft Bilder gezeigt, die weit über das hinausgehen, was Männer und Frauen tatsächlich gerne machen. Dazu werden auch Tricks eingesetzt ähnlich wie bei Bildern von waghalsigen Autorennen oder Klettertouren. Da wird oft mit Fotomontagen getrickst. Solche Szenen sollte man auf keinen Fall nachmachen. Es gibt viele verschiedene Arten von Pornofilmen. Jeder Mann und jede Frau muss sich überlegen, ob er oder sie überhaupt anderen Menschen beim Sex zusehen will. Wenn er oder sie das will, muss er oder sie herausfinden, an welcher Art Porno er oder sie Spaß hat, ohne sich anschließend zu schämen. Ein Mann könnte sich zum Beispiel schämen, wenn er Spaß an Szenen hätte, in denen Männer mit Frauen respektlos umgehen.

Kinder und Jugendliche können nicht unterscheiden zwischen pornografischen „Märchenbildern" und sachlich aufklärenden Bildern, die im „wirklichen Leben" weiterhelfen. Kinder könnten ja auch nicht unterscheiden zwischen einer Realaufnahme aus dem Weltall oder der Wüste Sahara und einer Computersimulation. Deshalb kann es für Kinder und Jugendliche schädlich sein bzw. gefährlich werden, wenn sie sich solche „Vorbilder" ansehen, ehe sie als Erwachsenen erfahren haben, was es mit dem Sex auf sich hat. Es gibt viele Gründe, warum es verboten ist, sehr jungen Menschen Pornos zu zeigen, aber das Verbot funktioniert nicht richtig. Deshalb müssen sich junge Menschen selbst vor den Bildern schützen, so wie sie eigenverantwortlich auf Alkohol und Zigaretten verzichten, wenn sie sich nicht selbst schaden wollen."

Es sei nochmals betont, dass nicht unterstellt werden darf, dass alle Kinder bereits Pornografie gesehen haben. Eine solche Unterstellung setzt diejenigen Kinder unter Druck, die keine Pornografie kennen – vielleicht weil ihre Eltern ihnen keinen oder nur streng kontrollierten Zugang zum Fernsehen und zum Internet gewähren. Deshalb ist ein Vorgehen anzuraten, bei dem alle Kinder schrittweise an das Thema herangeführt werden.

5.4.3 Schritt 3: Bilder hinterlassen Spuren, Lernen verändert das Verhalten

In einem nächsten Schritt werden Mechanismen des Erinnerns einerseits und des Erlernens von Verhalten andererseits an einfachen anschaulichen Beispielen aus der Lebenswelt der Kinder erklärt, die nichts mit Sexualität oder Pornos zu tun haben. Das Erinnern an schöne Bilder aus dem Urlaub oder an Familienfeste oder eine Zirkusveranstaltung, aber auch schlimme Erinnerungen an einen Unfall mit Verletzten, an einen Blitzeinschlag in der Nähe, an ein brennendes Haus, den Anblick eines sterbenden

Tieres oder einer betrunkenen Tante zeigen, dass Bilder im Gehirn „Spuren" hinterlassen und noch lange Zeit nach dem Erleben abrufbar sind oder auch ungewollt auftauchen („Flashbacks"), wenn eine Situation in irgendeinem Punkt dem ursprünglichen Erlebnis ähnelt.

Weiterführend kann man versuchen, Kindern zu erklären, wie sie bestimmte Dinge erlernt haben, z. B. wie ein „normales" Joghurt-Salatdressing zubereitet wird, wie eine „normale" Pizza aussieht, an einer roten Ampel stehen zu bleiben, Polizisten oder dem ADAC zu vertrauen oder aber auch, die eigene Nase hässlich zu finden oder bei der Begegnung mit großen Hunden mit panischer Angst zu reagieren, nachdem man einmal gebissen worden ist, oder auch wie es dazu kommen kann, dass man immer mehr Zeit bei Facebook verbringt, obgleich man das eigentlich gar nicht gut findet. Es handelt sich um Beispiele zum Modell-/Nachahmungslernen, zum Lernen durch konditionierte Reflexe, zum Lernen durch Verstärkung, zum Lernen durch sozialen Vergleich, zum Gewöhnungslernen bzw. zur Suchtentwicklung und zu Verhaltensänderungen durch traumatisierende Erlebnisse. Es sind Formen der Verhaltensänderung, die auch durch die Lernangebote in Pornos bewirkt werden und die man ohne Bezug auf Sexualität und Pornografie leicht mit Kindern und Jugendlichen besprechen kann, wenn geeignetes Material zur Verfügung steht. Begrifflichkeiten und Vollständigkeit spielen natürlich bei Kindern keine Rolle.

5.4.4 Schritt 4: Pornos hinterlassen Spuren und verändern Sexualverhalten

Gelingt es, Kindern und Jugendlichen zu vermitteln, dass all die Formen des Erinnerns und Lernens nicht nur bei den besprochenen Alltagsszenen, sondern auch für ihr späteres Sexual- und Liebesleben eine Rolle spielen werden, dann kann man versuchen, sie das Gelernte auf pornografische Angebote übertragen zu lassen.

Dazu braucht man dann „pornografisches Material". An Texten (z. B. fiktiven oder veröffentlichten Rappersongs mit ihren gewaltverherrlichenden und frauenverachtenden Texten) und an gezeichneten oder gepixelten typisch „pornografischen" Szenen (nicht Clips!) können Kriterien erarbeitet werden, an denen Kinder und Jugendliche pornografisches Material erkennen können. Dann können die vorher an „harmlosen" Beispielen erarbeiteten Formen des Erinnerns und des Erlernens von Verhalten auf pornografische Beispiele übertragen werden. Es sollte mit SchülerInnen trainiert werden, sprachlich das auszuformulieren, was ihnen in einer Pornoszene als „Lernangebot" begegnet und warum dieses Lernangebot für ihr reales Leben keinen Wert hat. Damit sind selbstverständlich keine Details zu Sexualpraktiken gemeint!

Bei dieser analysierenden und kategorisierenden Beschäftigung mit Pornografie ist der von besorgten Eltern, ErzieherInnen und LehrerInnen oft befürchtete bzw. beim Stichwort Pornokompetenz unterstellte stimulierende oder auch schockierende Effekt auf Jungen und Mädchen als gering einzuschätzen. Über den möglicherweise positiv erlebten stimulierenden Effekt sollte bei Jugendlichen offen und akzeptierend gesprochen werden, schließlich sollen sie diesen ja später genießen können (wenn sie das wollen).

Bei Jugendlichen kann ein Baustein hinzugefügt werden, in dem Merkmale verschiedener Genres erkennbar werden. Als ein wichtiges Unterscheidungsmerkmal sollte erarbeitet werden, wie in dem Film mit Sexualpartnern und insbesondere Frauen umgegangen wird, ob es also ein Film ist, in dem Männer mit Frauen oder Männer mit Männern oder Frauen mit Frauen gemeinsam Spaß haben oder ob eine Gruppe der Beteiligten – in heterosexuell orientierten Filmen meist Frauen – erniedrigt, gequält, verletzt, ja sogar vergewaltigt werden. Mit dem Hinweis, das sei doch alles nur gespielt, versuchen Liebhaber solcher gewalttätigen, Sexualpartnerinnen oder Sexualpartner erniedrigenden Filme ihre Schaulust zu entschuldigen. Dem ist auch bei Jugendlichen entgegenzuhalten: Erstens kann der Zuschauer nicht wissen, ob die Szenen nicht doch in Wirklichkeit so brutal sind, wie sie aussehen, und Beteiligte seelisch und körperlich geschädigt werden. Zweitens ist es eigentlich egal, ob ein Junge/ein Mann „nur" an der geschauspielerten oder an einer tatsächlichen Erniedrigung von Frauen Spaß hat bzw. sich davon sexuell anregen lässt. Für eine reale Partnerschaft ist beides eine schlechte Voraussetzung, und Jungen sollten sich fragen, ob es mit ihrer Selbstachtung vereinbar ist, sich von der Erniedrigung einer Frau „anmachen" zu lassen.

Mädchen sollten sich dafür interessieren, welche Art Pornos Jungen, mit denen sie näheren Kontakt haben, bevorzugen. Das gleiche gilt für Jungen, die in einer Partnerschaft mit einem Mädchen bzw. einer Frau oder mit einem Jungen bzw. Mann nicht mit Erwartungen und Normvorstellungen konfrontiert werden wollen, denen sie nicht gerecht werden können und wollen.

5.5 Hängt Sexting mit Pornos zusammen?

Pornos aufnehmen und verschicken kann jede/r – sollte sie/er aber nicht!

Sexting, das Versenden von Textnachrichten zusammen mit sexy Bildern oder Videos, wird in den letzten Jahren von vielen jungen Menschen praktiziert. Warum auch nicht?, fragen vor allem junge Mädchen, wenn doch in den Medien nackte hübsche Körper und auch Sexszenen allgegenwärtig sind und wenn sie von sich selbst glauben, von der Attraktivität her mithalten zu können. Pornoangebote, in denen „Pärchen wie du und ich" Sex vor der Kamera haben und diese dann bereitwillig ins Internet stellen oder von einem Pornoanbieter ins Internet stellen lassen, verleiten zur Nachahmung, insbesondere wenn ähnliche Bilder von Kindheit an in „Aufklärungsbüchern" mit pädagogischer Legitimation geboten werden. Wenn dann auch noch ein Freund um solche Bilder bittet, ist die Versuchung groß, erotische Selfies oder sogar Videos von ihrem intimen Zusammensein anzufertigen oder vom Freund anfertigen zu lassen und zu verschicken. Wenn diese Bilder anschließend – aus welchem Grund und auf welchem Weg auch immer – auf den Handys im sozialen Umfeld oder sogar im Internet kursieren, ist das Entsetzen der „Opfer" groß. Zum Opfer können natürlich auch Jungen werden, die z. B. das lustvolle Geschehen bei der Selbstbefriedigung mit ihrem Smartphone dokumentieren und irgendwem schicken, der es dann weiterversendet.

Wird solches Bildmaterial, das Kinder oder Jugendliche darstellt, verbreitet, kann das nach § 184 b StGB (Verbreitung, Erwerb und Besitz kinderpornografischer Schriften) oder nach § 184 c (Verbreitung, Erwerb und Besitz jugendpornographischer Schriften) strafrechtlich relevant sein und die Beteiligten – über die psychische Belastung hinaus – in große Schwierigkeiten bringen.

Dass solches erotisch-pornografisches Bildmaterial auch von persönlich unbekannten Menschen, die sich unter falscher Identität über das Internet vor allem an sehr junge Mädchen und Jungen heranmachen und ihr Vertrauen erschleichen, erbeten wird, ist hinreichend bekannt, schützt aber offenbar nicht alle Kinder davor, auf entsprechende Bitten hereinzufallen. Viele Kinder und Jugendliche unterschätzen auch die Möglichkeiten, „harmlose" Bilder so zu manipulieren, dass daraus vor der Verbreitung ein kompromittierendes Bild wird.

Bei diesem Thema hilft nur eine klare, mehrmals zu wiederholende Aufklärung und Warnung von Kindern und Jugendlichen sowohl zu Hause durch die Eltern als auch in der Schule durch LehrerInnen oder sogar durch PolizistInnen. Gekoppelt werden sollte diese Warnung in der Schule mit realistischen, wenn auch vielleicht erfundenen Fallgeschichten, die sowohl die Verzweiflung von „Opfern" zeigen als auch die juristischen Folgen für „Täter" und „Täterinnen".

In dieser Frage zeigt sich Medien- und Pornokompetenz von Kindern und Jugendlichen in dem konsequenten Verzicht auf das Versenden erotisch-pornografischer Bilder. Darüber hinaus sollten sich Mädchen – bevorzugt auch in einer zeitweise geschlechtshomogenen Gruppe – zu der Frage austauschen können: „Welches Selbstwertgefühl und welche Vorstellungen von Liebe haben Mädchen, dass sie Jungen mit erotischen Fotos für sich einnehmen wollen? ... Warum braucht eine 13-Jährige so zwingend männliche Anerkennung und warum in Form sexueller Bestätigung?" (Voigt 2016, S. 102).

5.6 Was ist sonst noch zu sagen?

Gegen unheimliche Miterzieher muss man sich wehren

1. Sehr wahrscheinlich ist es illusorisch zu glauben, Kindern und Jugendlichen „flächendeckend" Pornokompetenz durch das Konzept „Selbstschutz und Selbstkontrolle" zu vermitteln, damit sie sich eigenverantwortlich vor negativen Auswirkungen von Pornografie schützen. Viele Erwachsene werden sagen, „der Zug sei eh schon abgefahren" und irgendwelche Anstrengungen in der Sexualerziehung seien unsinnig und deshalb überflüssig. Dem möchte ich widersprechen und wieder einen Vergleich anführen: Beim Thema Rauchen gibt es in allen Lerngruppen Jungen und Mädchen, bei denen Aufklärung und Warnung auf taube Ohren treffen, weil sie vielleicht längst angefangen haben zu rauchen oder die sich dem evtl. wirksamen Gruppendruck nicht werden widersetzen können oder wollen. Aber es gibt auch die zahlenmäßig nicht zu erfassende Gruppe von Jungen und Mädchen, die noch nicht rauchen und entweder unentschlossen sind, ob sie mit dem Rauchen anfangen sollen oder nicht, oder die sich gerne dem Gruppendruck widersetzen möchten, denen aber die Argumente fehlen. Für diese Gruppe lohnt es sich, Unterricht über das Thema Rauchen zu machen, ja, sie haben sogar ein Recht auf diesen Unterricht. Genauso sehe ich das beim Thema Pornografie. Diejenigen Schülerinnen und Schüler, die beeinflussbar sind, haben ein Recht darauf zu erfahren, warum Pornografie von ihnen ferngehalten werden soll bzw. warum sie gut daran tun, Pornografie wie Alkohol als ein Genussmittel zu behandeln, das ihnen in sehr jungen Jahren schadet und im Erwachsenenalter – wenn überhaupt – nur dann Spaß bringt, wenn sie es kontrolliert nutzen. So wie einem Alkoholiker schließlich Alkohol keinen wirklichen Genuss mehr bringt, so verfehlen Pornos ihre erwünschte positiv stimulierende Wirkung, wenn der Konsument übersättigt ist oder sogar süchtig danach geworden ist. Abgesehen davon werden die Arbeitsbedingungen für PornodarstellerInnen

immer brutaler, wenn für übersättigte Konsumenten, die schon in jungen Jahren „alles" gesehen haben, Reizsteigerungen arrangiert werden müssen.
2. Pornokompetenz ist nicht nur ein Ziel von Sexualerziehung und Sexualbildung für Kinder und Jugendliche, sondern auch eine Voraussetzung für professionell mit Kindern und Jugendlichen Arbeitende. Selbstverständlich braucht sich kein Pädagoge und keine Pädagogin SchülerInnen zuliebe privat Pornos anzuschauen oder sich von Pornos „anmachen" zu lassen, wenn er oder sie das nicht mag, aber er und sie sollte sich mit dem Thema zumindest kurzzeitig vorbehaltlos befassen und einige frei zugängliche Clips mit „coolem" Blick auf sich wirken lassen, um glaubwürdig in einer Lerngruppe darüber reden zu können. Es sollte auch nicht vorkommen, dass Jungen oder Mädchen unüberhörbar wiederholt Spezialbegriffe aus Pornos verwenden, ohne dass die Lehrperson merkt, dass da ein Gesprächsbedarf zu einem pornografischen Thema signalisiert wird. Die Spezialbegriffe und ihre Bedeutung kann man nachlesen (z. B. in Feige 2009, S. 404–407) oder im Internet suchen (Abschn. 1.4.2). Ich erinnere mich, mit welchem Widerwillen ich mich damals mit Zombiefilmen befasst habe, um mit SchülerInnen darüber reden zu können. Probleme sehen möglicherweise diejenigen PädagogInnen, die selber – aus welchem Grund auch immer – gerne und viel Pornos konsumieren. Das ist aber m. E. kein Hinderungsgrund für die Behandlung des Themas im Unterricht, wenn sie ihre eigene Affinität reflektieren und nicht auf Kinder und Jugendliche projizieren. Darin ähnelt ihre Situation der einer Lehrperson, die selbst raucht, SchülerInnen aber über Risiken aufklären möchte.
3. Vielleicht ist beim Thema Pornokonsum von Kindern und Jugendlichen Gelassenheit angesagt und jedwede erzieherische Anstrengung überflüssig. Von einem veränderten Sexualverhalten „geht die Welt nicht unter" – es hat sich immer schon kontinuierlich verändert. Wenn die Entwicklung bezüglich des Pornokonsums so weitergeht, müssen wir uns „nur" von ein paar Wertvorstellungen verabschieden, die bis vor wenigen Jahren noch den Umgang mit Kindheit, Sexualität und Partnerschaft geleitet haben. Diesen Abschied hätten aber nicht die Kinder und Jugendlichen zu verantworten, über deren Verhalten sich möglicherweise bereits heute oder in späteren Jahren ältere Menschen beklagen könnten, sondern die heute Erwachsenen, die a) alles so haben werden lassen, wie es ist, und die freie Verfügbarkeit von Pornografie nicht missen wollen und b) selbst in der Sexualerziehung der heimlichen Miterziehung durch Pornografie nicht entgegengewirkt haben bzw. nicht entgegenwirken wollen.

Fazit

Pornografie ist durch das Internet vom Genussmittel für viele Menschen zum billigen Fusel geworden. Daran mögen diejenigen unbenommen ihre Freude haben, die nicht merken (wollen), dass sie vom Cognac auf Fusel umgestiegen sind. Aber kann man dem Pornokonsum von Kindern und Jugendlichen untätig zusehen? Das können wir, wenn wir so tun, als ob bisher gültige Gesetzmäßigkeiten des Lernens bei den Lernangeboten der Pornografie keine Gültigkeit haben, und wenn es uns egal ist, wie Frauen und Männer in Zukunft mit sich und miteinander umgehen. Das sollten wir nicht, wenn wir voraussehbare, wenn auch aus methodischen Gründen nicht nachweisbare „negative" Effekte bei Kindern und Jugendlichen befürchten. Da der gesetzlich verankerte Schutz der Kinder und Jugendlichen vor Pornografie offenbar nicht funktioniert, muss man versuchen, Kinder und Jugendliche zum Selbstschutz und zur Selbstkontrolle zu motivieren und zu befähigen. Dafür braucht man gute Argumente. Für die ihnen zugrundliegenden Wertvorstellungen sollte man ohne Indoktrination werben, wenn man als Eltern, ErzieherIn oder LehrerIn von ihnen überzeugt ist.

Literatur

Altstötter-Gleich C (2006) Pornographie und neue Medien – eine Studie zum Umgang Jugendlicher mit sexuellen Inhalten im Internet. pro familia, Mainz. www.profamilia.de. Zugegriffen: 11. Mai. 2018

Döring N (2011) Pornografie-Kompetenz: Definition und Förderung. Z Sex 24:228–255

Etschenberg K (2012) Sexualität und Medien. In: Schweer MKW (Hrsg) Medien in unserer Gesellschaft – Chancen und Risiken, Frankfurt a. M., S 105–126.

Etschenberg K (2013) Regulierte Selbstregulierung? Jugendschutzprogramm JusProg e. V. im Umgang mit Freigaben ab 16 Jahren. AJS-Forum 37(1):12–13

Feige M (2009) Alles über Porno. Berlin

Freitag T (2015) Fit for Love? Eine bindungsorientierte Sexualpädagogik, 3. Aufl. Hannover

Gernert J (2010) Generation Porno. Jugend, Sex, Internet. Köln

Grimm P, Rhein S, Müller M (2010) Porno im Web 2.0. Die Bedeutung sexualisierter Web-Inhalte in der Lebenswelt von Jugendlichen. Berlin

Hilkens M (2010) McSex – die Pornofizierung unserer Gesellschaft. Berlin

Hill A (2011) Pornografiekonsum bei Jugendlichen – Ein Überblick über die empirische Wirkungsforschung. Z Sex 24:379–396

Jugendmedienschutz-Staatsvertrag (JMStV) (2003). Fundstelle: http://landesrecht.rlp.de/jportal/portal/t/153l/page/bsrlpprod.psml?pid=Dokumentanzeige&showdoccase=1&js_peid=Trefferliste&documentnumber=1&numberofresults=1&fromdoctodoc=yes&doc.id=jlr-JMDStVGRPrahmen%3Ajuris-lr00&doc.part=X&doc.price=0.0&doc.hl=1

Klicksafe (www.klicksafe.de, EU-Initiative) (Hrsg) (2011) Let's talk about Porno. Ludwigshafen

Platon (2005) Der Staat. Paderborn

Redvoort P (2011) Pornos machen traurig. Norderstedt

Schirrmacher T (2008) Internetpornografie. Holzgerlingen

Siggelkow B, Büscher W (2008) Deutschlands sexuelle Tragödie: Wenn Kinder nicht mehr lernen, was Liebe ist. Asslar

Starke K (2010) Pornografie und Jugend – Jugend und Pornografie – eine Expertise. Lengerich

Voigt M (2016) Mädchen im Netz – süß, sexy, immer online. Berlin

Sachverzeichnis

A

Allgemeines Gleichbehandlungsgesetz (AGG) 69
Analverkehr 108
Aufklärung 8, 16, 39, 120
Aufklärungsgespräch 9

B

Bemündigung 16, 17
Bildung
  sexuelle 33
Biologiedidaktik 15, 38, 95, 109
Biologieunterricht 23, 94
BZgA (Bundeszentrale für gesundheitliche Aufklärung) 6, 13, 20, 22, 27–29, 31–34, 61, 72, 73, 76, 81, 96, 101, 103, 107, 137

C

Chimäre 46, 75

D

DGG (Deutsche Gesellschaft für Geschlechtserziehung e. V.) 26
Diskriminierung, intersektionelle 37
Doktorspiele 32, 34, 104, 135, 142

E

Echoraum 110
Elternabend 7, 78
Elysium-Skandal 54
Emanzipation 16, 17, 60
Empfängnisverhütung 25, 85
Entdiskriminierung 23, 36, 70
Enttabuisierung 69
Entwicklungsphasen
  infantilsexuelle 138, 141
  nach S. Freud 134
Evolution 111

F

Familienerziehung 28
Fernsehen 53, 72, 73, 78, 131, 150, 163
Fortpflanzung 111
   sexuelle vs. ungeschlechtliche 111
FSK (Freiwillige Selbstkontrolle der Filmwirtschaft) 53

G

Gender 28, 47, 113
genetische Grundlage 115
Geschlecht
   biologisches 21, 86
Geschlechtererziehung 26, 94
Geschlechterfrage 86, 114
Geschlechtergerechtigkeit 36, 61, 86, 96, 112, 116
Geschlechterrollen 27, 88
Geschlechtserziehung 26, 27, 94
   vs. Geschlechtererziehung 26
Geschlechtsorgane 13, 15, 34, 102, 105, 107, 162
geschlechtsspezifisch 28, 86
   vs. geschlechtstypisch 27
Geschlechtsverkehr 6, 15, 20, 47, 107, 162
Glaubensinhalte 89
Glaubenssätze 101, 102, 104
goldenes Kalb 45, 55, 58, 71, 78
Goldesel 45, 47, 51
gsp (Gesellschaft für Sexualpädagogik e. V.) 61, 76, 108

H

Homosexualität 25, 53, 89
Humanethologie 116

I

Indoktrination 17
Indoktrinationsverbot 82
infantilsexuelles Verhalten 34, 138
Interesse 22, 40, 45, 60, 67, 76, 77, 109, 111
Internet 10, 13, 19, 55, 68, 72, 74, 78, 131, 147, 150, 163, 166
Intersexualität 23, 114, 121
isp (Institut für Sexualpädagogik) 29, 34, 75, 105, 108

J

Jugendschutzfilter 148
JusProg 148

K

kindliches Sexualverhalten 121, 129
Klitoris 13, 85, 103
Kondom 6
Kultusministerkonferenz 17, 25, 82

L

Lebenskompetenz 101
Lust 48, 84, 103, 111, 113, 136

M

Mainstream 45, 61, 76, 143
Masturbation 135, 139
Medien 10, 55, 58, 74, 150
Menschenrechte
   sexuelle 21
Methoden 3, 8, 36, 78, 122
   Rollenspiel 4, 5
Missbrauch
   sexueller 50

Miterzieher
　heimliche 150
　unheimliche 151
Mobbing 68
Monatsblutung 3
Motivation
　proximate vs. ultimate 112
Mythen 86, 88

Normen 92, 105, 107

Ödipuskonflikt 135, 140
Oralsex 49, 108
Orgasmus 102
orgastische Potenz 100

Platons Höhlengleichnis 158, 161
Pornografie 19, 21, 58, 108, 147, 148
　Definition 149
　emotionale Effekte 153
　Entwarnung 155
　Lernangebote 151
　Lerneffekte 152
　problematische Lerneffekte 154
　Selbstkontrolle 159, 161, 167
　Selbstschutz 159, 161, 167
Pornokompetenz 21, 147, 160, 166
　Lernsequenz 161
Pornokonsum 150, 154, 158, 168
Potenz
　orgastische 100
pro familia 21, 28, 29, 34, 61, 66, 76, 81, 96, 102
Pygmalioneffekt 132

Reiz 50
　Abstumpfungseffekt 51
　Reizschwelle 50
　Reizsteigerung 51, 53, 55, 60, 75

Schamhaftigkeit 18, 36, 64, 92
Scheide 14, 103, 108
Selbstbefriedigung 34, 91, 104, 162, 166
Selbststimulation von Kindern 106
Selektion
　sexuelle 116
Sex
　biologisches Geschlecht 28, 47, 113
　Chimäre 47
　Darstellung in der Öffentlichkeit 51
　Fortpflanzung 47, 84
　Kinder 55, 58, 60, 61, 71
Sexperten 33, 37, 75, 81, 108
Sex repels 51
Sex sells 44, 50, 60, 77
Sexting 68, 165
Sexualaufklärung 16, 30, 162
　Aufklärungsbücher 11, 13, 34, 64, 85, 97, 166
　Aufklärungsgespräch 9
　schulische 14
　Themen 17
Sexualbildung 17, 18, 38, 149
Sexualerziehung 1, 24, 60, 93
　affirmativ sexualfreundliche 95, 97, 98
　bei Kleinkindern 127
　emanzipatorische 18
　frühkindliche 54, 61
　katholische 82
　konservative 54
　menschengerechte 122

Sachverzeichnis

moderne 65, 81
normorientierte 96, 100
proaktiv sexualisierende 31, 37, 40, 61, 62, 66, 70, 98
schulische 2, 82, 97
Ziele 24, 61
Sexualethik 93
Sexualisation 33, 98
Sexualisierung 2, 40
Sexualität
  als Energiequelle 16, 113
  als Lebensenergie 99, 100
  Biologieunterricht 6
  menschliche 3
Sexualkunde
  biologistische 22
Sexualmoral
  Grundsätze 90
  katholische 109
Sexualpädagogik 15, 29, 93, 98
  in der Praxis 31
  in der Schule 32, 33
  katholische 83
  menschengerechte 113
  moderne 28, 76, 97, 98, 101, 104, 105, 109, 110, 119
  religiös fundierte 96–98, 109, 119
  vs. Sexualerziehung 29
  wissenschaftliche 30, 81, 94, 109
Sexualpraktiken 19, 21, 70
Sexualverhalten
  kindliches 121
Sexualwissenschaft 44
sexuelle Bildung 33, 38
sexuelle Menschenrechte 21, 61
sexuelle Selektion 116
sexuelle Vielfalt 36, 53, 61, 69
  Akzeptanz vs. Förderung 69
sexuelle Vorlieben 70
sexuelle Zwischenstufen 47, 114, 122
sexueller Missbrauch 50, 61, 64, 103, 112
Sinn
  von Ehe 93
  von Sexualität 84, 99, 119
  vs. Funktionen von Sexualität 99
Sozialisation
  beiläufige 24
  intentionale 24
  sexuelle 34
Stimulation 103, 139, 142
Straßenaufklärung 9, 20, 74

T

Tabugrenze 50, 51, 60, 79
Transparenz 39

U

Universalienforschung 118

V

Verhalten
  infantilsexuelles 34
Vorbilder 57, 59, 163

W

Werbung 48, 49, 74, 150

Z

Zweigeschlechtlichkeit 14, 111, 114

GPSR Compliance
The European Union's (EU) General Product Safety Regulation (GPSR) is a set of rules that requires consumer products to be safe and our obligations to ensure this.

If you have any concerns about our products, you can contact us on

ProductSafety@springernature.com

In case Publisher is established outside the EU, the EU authorized representative is:

Springer Nature Customer Service Center GmbH
Europaplatz 3
69115 Heidelberg, Germany

www.ingramcontent.com/pod-product-compliance
Lightning Source LLC
LaVergne TN
LVHW022039260326
834688LV00061B/975